Jutta Poschet
Dr. med. Jürgen K. Juchheim

ALLERGIE

Jutta Poschet
Dr. med. Jürgen K. Juchheim

ALLERGIE

Schritt für Schritt aus der Allergie mit dem neuen biologischen Programm

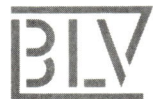

CIP-Titelaufnahme der Deutschen
Bibliothek

Poschet, Jutta:
Allergie: Schritt für Schritt
aus der Allergie mit dem neuen
biologischen Programm /
Jutta Poschet; Jürgen K. Juchheim. –
München; Wien; Zürich: BLV, 1990
    ISBN 3-405-13891-4
NE: Juchheim, Jürgen K.:

BLV Verlagsgesellschaft mbH
München Wien Zürich

8000 München 40

Fotos: Archiv Jutta Poschet

Graphik (nach Ideen von Jutta
Poschet) und Einbandgestaltung:
Dieter Benders, Gräfelfing

Gesamtherstellung: Friedrich Pustet,
Regensburg

Printed in Germany
ISBN 3-405-13891-4

Die in diesem Buch niedergelegten
Sachverhalte und Empfehlungen
beruhen auf wissenschaftlichen
Erkenntnissen und dienen Ihrer
persönlichen Unterrichtung. Sie
können die auf einer Untersuchung
durch den Arzt beruhende Diagnose
und Therapie nicht ersetzen.

Inhalt

Vorwort

Vor etwa fünfzig Jahren haben sich einige Allergologen in den USA durch ihre neue, bahnbrechende Methode, Allergien zu diagnostizieren und zu behandeln, von allen anderen abgespalten. Sie hatten es sich zur Aufgabe gemacht, Allergieursachen und Allergieauslöser zu erforschen. Mit dieser neuen Erkenntnis, daß Allergien ausgelöst werden durch Ursachen, die sehr viel mit der toxischen Umwelt, mit falscher Ernährung und der Psyche zu tun haben, war ein großer medizinischer Durchbruch geschehen.

Ein neuer Begriff wurde geprägt: Klinische Ökologie. Was heißt das? Umweltmedizin. Das heißt, die Umwelt und das Umfeld werden in die Medizin miteinbezogen. In den USA wird diese neue Medizin schon seit langem mit sehr großen Heilerfolgen praktiziert. Warum aber hat sich diese neue Medizin bei unseren Allergologen noch nicht durchgesetzt? Werden wir geführt von einer Macht, die sich »Schulmedizin« nennt? Sind nur diese in unserem Lande praktizierten Leistungen wissenschaftlich anerkannt und somit für unsere Krankenkassen »zahlungspflichtig«? Leider ja, aber wie lange noch lassen sich Patienten entmündigen?

All diese »Streit«gespräche helfen den Patienten herzlich wenig. Ihnen ist es nur wichtig, so schnell wie möglich und nach den besten Möglichkeiten der neuen Medizin Hilfe zu erfahren.

Es ist an der Zeit aufzudecken, welche Möglichkeiten durch heutige Allergietherapien gegeben sind. Es ist an der Zeit, den Zusammenhang zwischen Allergie und täglicher Ernährung, Umweltgiften und psychischer Belastung aufzuzeigen. Denn Allergien sind nicht »nur« Allergien, sie sind Krankheiten des Immunsystems!

Es ist von großer Wichtigkeit, die Ursache einer Allergie frühzeitig zu erkennen, denn nicht selten wird aus einem »harmlosen« Heuschnupfen das Asthma von morgen. Dies zu erkennen, aufzudekken und aufzuzeigen, haben wir uns zur Aufgabe gemacht mit diesem Buch.

Jeder Mensch ist ein Individuum und kennt oder beobachtet seine gesundheitlichen Schwachpunkte selbst. Allergien sind jedoch sehr schwer zu verstehen, sie tarnen sich oft wie ein Chamäleon, imitieren etwa Entzündungen an Haut, Darm, Gelenken oder verursachen Migräne. Deshalb ist es eine so große Kunst, hier das Richtige zu analysieren und zu therapieren.

Wir haben uns für Sie informiert, haben uns die Erfolge der amerikanischen Ärzte aufzeigen lassen und dabei erfahren, wie eine effektive Allergiebehandlung möglich ist. Dieses Buch bietet Ihnen die komplette Anti-Allergie-Information. Wir zeigen Ihnen bisher übliche Allergie-Behandlungsmöglichkeiten und die neuen Allergietherapien genau und verständlich auf. Entscheiden Sie selbst, was Sie für sich und Ihre Gesundheit tun wollen. Information ist der erste Schritt im biologischen Anti-Allergieprogramm. Mit der neuen biologischen Allergietherapie sind Sie nicht allein auf sich gestellt. Das Programm führt Sie Schritt für Schritt aus der Allergie.

Wir wurden überzeugt von den Therapieerfolgen der amerikanischen Ärzte und arbeiten nun selbst seit einigen Jahren mit dieser neuen Medizin. Der Erfolg gibt uns recht. Wir sind auf dem richtigen Weg.

Jutta Poschet
Dr. med. Jürgen K. Juchheim

9

Einführung:
Moderne Allergietherapie

Allem vorweg möchten wir unseren Dank den amerikanischen Pionierforschern der Medizin aussprechen, die den wahrlich schweren Weg der Erstbegehung einer neuen Medizin gegangen sind. Es ist ein großes Stück harte Arbeit, mit Therapieerfolgen und deren wissenschaftlichen Studien aufzuwarten, um einen neuen Weg in der Medizin gehen zu können.
Von amerikanischen Ärzten erforscht und nun von uns für Sie aufgezeigt:

▷ Moderne Allergietherapie ist vor allen Dingen das systematische Erfassen von Allergenen und deren Ursachen.
▷ Moderne Allergietherapie ist gleichzeitig Umstellung der Ernährung und Entgiftungstherapie.
▷ Moderne Allergietherapie bedeutet Stabilisierung der Gesundheit, Kräftigung der Immunlage, verbesserte Widerstandskraft.
▷ Allergietherapie heute heißt, die Zusammenhänge von Allergie und Ernährung, Allergie und Umweltgiften, Allergie und psychischer Belastung zu erkennen.

Allergien bauen sich unbemerkt und schleichend im Organismus auf, bis sie schließlich durch die Auslöser, zum Beispiel Pollen oder Hausstaub, zum Ausbruch kommen. Damit ist dann der Zeitpunkt erreicht, an dem wir zum ersten Mal von einer Allergie sprechen.
Doch der Grundstein zur Allergie war schon längst gelegt, entweder durch Nahrungsantikörper im Blut (IgG) und trotzdem einseitige, unvernünftige Ernährung oder auch durch eine erbliche Vorbelastung, wie das die Schuppenflechtenerkrankung (Psoriasis) einer Mutter sein kann. Erbliche Vorbelastung mit Hautkrankheiten kommen oft durch Nahrungsunverträglichkeiten oder durch psychischen Streß zum Ausbruch. Bei einem Kind, dessen Mutter an Schuppenflechte leidet, könnte ein psychischer Streß, wie das beispielsweise die Scheidung der Eltern sein kann, der

Auslöser sein, der die »Allergiereaktion Hautkrankheit« zum Ausbruch bringt.

Nahrungsunverträglichkeiten und unterschwellige Allergien tarnen sich! Eine versteckte Milchallergie kann zum Beispiel der Übeltäter für eine immer wiederkehrende Migräne sein. Deshalb sind alle Fragen, die bei einer genauen Anamnese (Erstgespräch beim Arzt) gestellt werden, von besonderer Wichtigkeit.

In Amerika müssen Patienten nicht selten einen Fragenkatalog von ca. 50 Seiten ausfüllen. Es zählt das kleinste Detail, denn es könnte das wichtigste Glied in der Kette sein, das die Auflösung des Problems der Ursachenerkennung bringt.

Wir haben nun auch in Deutschland die Möglichkeit, mit diesen modernen Methoden zu analysieren und zu erforschen. Allergietests von gestern sind all die unspezifischen Tests ohne genaue Allergiegradangabe und ohne Aufzeichnung eines wirklichen Allergie-Therapieplans für den Weg aus der Allergie.

Heute bieten sich uns verschiedene Möglichkeiten an, Allergien zu erkennen. Allen voran kann ein ganz spezifischer Bluttest, *IgG-Nahrungs-Antikörpertest,* die maskierten, das heißt versteckten Allergien zu erkennen geben. Das sind also jene Allergien, die sich immer erst verzögert bemerkbar machen. Das können zum Beispiel Gelenkschmerzen nach dem Genuß bestimmter Speisen sein oder die verquollenen Augen am nächsten Morgen nach einem Dinner. Auch als Stoffwechselblockaden werden die IgG-Nahrungsantikörper bezeichnet – wichtig für all jene, die sich immer mit einigen überflüssigen Pfunden herumplagen und sich wundern, daß sie nicht abnehmen, obwohl sie doch gar nicht viel essen. Schuld daran sind oft die Nahrungsmittelallergien! Dieser IgG-Nahrungs-Antikörpertest gehört zum Basisprogramm der Anti-Allergietherapie und ist oft die zusätzliche Maßnahme zum neuen Hauttestprogramm.

Das neue *Hauttestprogramm* bietet dann nicht nur die Möglichkeit, alle Nahrungsmittel im einzelnen genau auszutesten, mit diesem Programm können auch Allergene wie Tierhaare, Hausstaub, Alkohol, Pollen, Gräser, Harze, Formaldehyd usw. genauestens analysiert werden. Diese Analyse jedes einzelnen Allergens erfolgt nach einem genauen System. Genauso systematisch aufgebaut wie dieser Test ist auch die Therapie: Jedes Allergen wird systematisch aus dem Körper »ausgeschlichen«.

Ein spezieller, nach dem Testprotokoll des Hauttests aufgebauter, individueller Ernährungsplan auf der Basis der IMMUN-DIÄT ist die Basis zum Therapieerfolg. Die Therapie selbst wird durchgeführt mit *biologischer Arznei* als Löschmittel der Allergie. Deshalb spricht man von der Allergielöschung oder Neutralisationsbehandlung beim *Provokations-Neutralisations-Hauttest.*

Eine zusätzliche Maßnahme ist das Erkennen von Mangelzuständen im Mineralhaushalt, denn Verschiebungen im Mineralhaushalt haben oft Allergien zur Folge – das Immunsystem entgleist. Hier kann eine frühzeitige Diagnose durch die *Mineralstoffanalyse aus dem Haar* die wichtige Erkenntnis bringen.

Ein weiterer wichtiger Schritt in der heute sich immer mehr vergiftenden Umwelt ist der *Blut-Gift-Test* zur Bestimmung der Umweltgifte im Blut, denn die toxische Belastung des Blutes kann ebenso zur Überreaktion des Immunsystems führen. Hier kann mit einem *biologischen Entgiftungsprogramm* das Immunsystem wieder ins Gleichgewicht gebracht werden.

Mit diesem Buch erhalten Sie ein volles Anti-Allergieprogramm:

Teil I   – Die Erkenntnis, was Allergien eigentlich sind und zu was sie sich entwickeln können.

Teil II   – Der Ratgeber, der Ihnen aufzeigt, wie Sie den Weg aus der Allergie finden und wie Sie mit dem neuen, biologischen Entgiftungsprogramm Ihre Immunlage bzw. Ihre Gesundheit stabilisieren.

Teil III – Ein Nachschlagewerk, in dem jeder Allergiker alles Wissenswerte findet, was er unbedingt wissen muß.

Schützen Sie sich vor falscher Therapie! Gehen Sie den fortschrittlichen Weg der modernen, biologischen Allergietherapie!

TEIL I

Allergien – Überreaktionen des Immunsystems

Allergie – Hysterie oder gefährliche Krankheit?

Viele der rund zwölf Millionen Allergiekranken sind ständig unterwegs von einem Wartezimmer zum anderen. Es wurde sogar schon der Begriff »Modekrankheit« geprägt für Neurodermitis und Nahrungsmittelallergie. Schlimm für die Betroffenen! Es kommt leider nicht allzu selten vor, daß für eine genaue Befragung (Anamnese) die Zeit fehlt. Die Patienten werden häufig mit einem »Schnell-Allergietest« abgefertigt, werden zum x-ten Mal nach Hautreaktionen auf Blütenstaub, Nahrungsmittel, Milben und vieles mehr getestet. Mit einem Rezept für Medikamente, einem Allergiepaß in der Hand und mit großer Ratlosigkeit verlassen sie dann frustriert das Sprechzimmer. Es sollen Termine für die Desensibilisierung folgen ... Die meisten ahnen schon in diesem Augenblick, daß auch diesmal das Ganze wieder nichts bringen wird. Sie haben Angst, daß beim nächsten Pollenflug die Reaktion wieder ausgelöst wird oder daß beim Genuß eines bestimmten Nahrungsmittels die bekannt quälenden Beschwerden wieder auftreten werden.

Und nicht nur diese Erkenntnis macht so depressiv, es ist auch das Wissen, daß die allergischen Reaktionen den Körper jedesmal aufs neue wieder schwächen, daß das Immunsystem stark darunter leidet und der Allgemeinzustand sich ständig verschlechtert. Man fühlt sich plötzlich so müde und abgeschlafft, daß man kaum noch arbeiten kann.

Nicht selten werden Patienten in solchen Situationen vom Internisten zum Neurologen oder Psychotherapeuten geschickt. Hier wird dann die »eindeutige« Diagnose vom »psychischen Erschöpfungszustand«, »Überforderung« oder »vegetativer Dystonie« gestellt.

Sicherlich spielt bei jeder Allergie die Psyche eine große Rolle. Doch was steht dahinter? Welches sind die Ursachen?

Allergien – Was sind sie?
Woher kommen sie?

Eine Allergie ist keine Erkrankung eines Organs, der Haut zum Beispiel, sondern eine *Störung des gesamten Abwehrsystems.* Dieses System hat in allen Organen und Geweben, im Blut, in der Lymphe, in der Haut wie in den Bronchien, selbst in den Muskeln seine Abwehrzellen. Diese unterstützen sich gegenseitig im Kampf gegen den Einstrom von Schadstoffen und Umweltgiften. So setzen die Abwehrzellen entzündungsauslösende Gewebshormone wie Histamin frei. Diese können dann unbegrenzt im ganzen Körper, selbst im Gehirn, ihre Wirkung entfalten. Das heißt, ab einem gewissen Überschuß an Gewebshormonen kommt es zu dem bekannten Entzündungszustand, der sich *Allergie* nennt.

Allergien und ihr Abwehrsystem

Das Immunsystem ist unser körpereigenes Allergie-Abwehrsystem. Es hat in Geweben und Organen, im Blut und in der Lymphflüssigkeit seine Antikörper (= Immunglobuline), Abwehrzellen (= weiße Blutkörperchen), Angriffszellen (zum Beispiel Killerzellen, Lymphozyten), Gedächtniszellen und Schaltzentralen. Neueste Forschungsergebnisse weisen darauf hin, daß die oberste Befehls- und Kommandozentrale in bestimmten Hirnarealen liegt. Hier laufen alle Meldungen zusammen, von hier gehen die Befehle an die Immunstationen der jeweiligen Organe aus, steuern, koordinieren und kontrollieren die grundlegende Abwehrstrategie. Sogar Hormonsystem und Stoffwechsel können in die Abwehrreaktionen eingeschaltet werden. Unser Immunsystem arbeitet selbständig, unbemerkt und unabhängig und kann von uns willentlich nicht direkt beeinflußt werden. Tag und Nacht kämpft es für unsere Gesundheit. Wird es überfordert, so entgleist es! *Die Überbeanspruchung des Immunsystems führt zur Allergie.*

Allergieursachen und Allergieauslöser

Durch permanente Überbeanspruchung steigern sich die Abwehraktionen des Immunsystems und geraten allmählich aus dem Gleichgewicht. Der Pegel entzündungsauslösender Gewebshormone steigt und bringt Spannung, Unruhe und entzündliche Aktivität in unseren Körper: Die Haut wird unruhig, der Bauch spannt, die Nase läuft, die Ohren gehen zu, die Atmung wird schwer, Schwellungen der Augenlider, Gewichtszunahme oder Unwohlsein treten auf.

Histamin ist das bekannteste dieser Allergiehormone, welche die allergischen Symptome hervorbringen. Man weiß heute, daß es zahlreiche weitere derart wirkende Körpersubstanzen gibt, Prostaglandine, Kinine beispielsweise. Diese Stoffe werden aus Mastzellen, weißen Blutkörperchen, ja sogar aus den Blutplättchen (Thrombozyten) freigesetzt.

Jetzt genügt ein *Auslöser* – ein Insektenstich, Pollen, Katzenhaar –, um das Faß zum Überlaufen zu bringen. Massiv wird Histamin freigesetzt. Schwellung, Rötung, Juckreiz, Niesen, Atembeschwerden, Bauchkoliken, sogar Angstzustände, Pulsbeschleunigung und Kreislaufreaktionen können die Folge sein. Im schlimmsten Fall kann es sogar zum allergischen Schock kommen.

Wenn sich die Allergien ausbreiten und mehrere Organe befallen, kann eine Autoimmunkrankheit daraus werden. Das heißt, wenn sich der Organismus ständig mit Fehlregulationen auseinandersetzen muß, kann es sehr leicht zur *Fehlschaltung* kommen. Die Antikörper, die eigentlich dazu da sind, fremde Eindringlinge, Schadstoffe usw. zu vernichten, greifen dann plötzlich das körpereigene Gewebe an. *Der Selbstvernichtungskampf beginnt!*

Es ist die große Erkenntnis fortschrittlicher Ärzte, daß beim Ausbruch von Allergien zwei grundsätzliche Faktoren eine Rolle spielen:

▷ Allergieursachen und
▷ Allergieauslöser.

Unter *Allergieursachen* werden alle Einflüsse verstanden, die unser Immunsystem permanent beanspruchen und fordern. *Allergieauslöser* sind Allergene, mit denen vergleichsweise kurzer Kontakt genügt, um Allergien zum Ausbruch zu bringen.

Häufige Allergieursachen

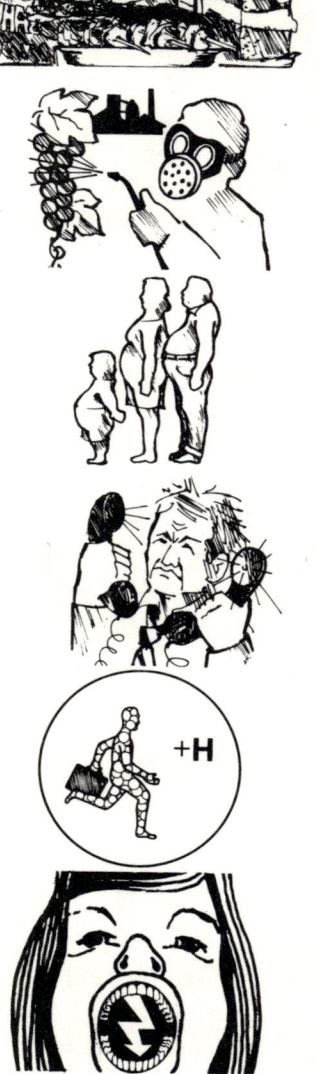

Falsche Ernährung

Chemie in der Umwelt

Darmstörungen

Streß

Der Säurestreß

„E-Werk" im Mund

Häufige Allergieauslöser

Kuhmilch

Pollen
Sonnenbestrahlung

Staubmilbe

Schimmelbefall
Feuchte Wände
Schimmelkäse

Tierhaare

Formaldehyd

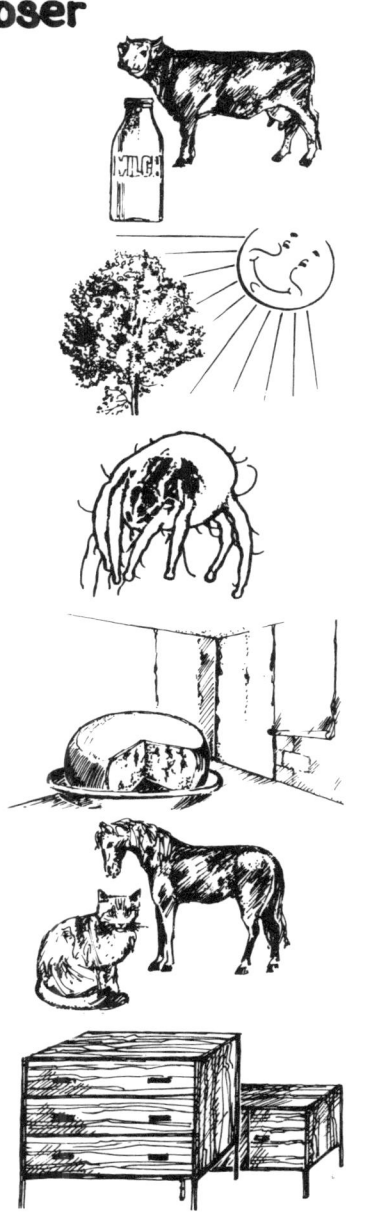

Durch Fehlprogrammierung des Immunsystems zur Allergie

Unser Immunsystem hat ein Gedächtnis, in das alles einprogrammiert wird, was für uns gut ist und was uns schadet. Auf diese Weise kann es schädliche Bakterien, Viren oder Schadstoffe auf Anhieb erkennen und vernichten. Fehlprogrammierungen dieses Immungedächtnisses können bereits in frühester Kindheit auftreten, wenn die Mutter ihr Kind nicht stillt und artfremde Nahrungsmittel, zum Beispiel Kuhmilch, gegeben werden, noch ehe das Immunsystem völig ausgereift ist. Dies kann Anlaß dafür sein, daß das Kind bereits in den ersten Lebenswochen eine Überempfindlichkeit gegen Kuhmilch entwickelt.

Im weiteren Leben können sich immer mehr Fehlprogrammierungen einschleichen, besonders wenn unser Immunsystem unter besonderem Druck steht, einseitige Ernährung, giftige Dauerbelastungen oder chronische Infekte mit Bakterien, Viren oder Pilzen ihm zusetzen. Je mehr Fehlprogrammierungen sich einschleichen, verursacht durch alltägliche Gifte wie Zahnamalgamfüllungen, Formaldehyd, Schwefeldioxid, Blei oder Schimmelpilzsporen oder verursacht durch psychische Dauerbelastung, Streß, desto größer ist die Gefahr für eine Allergie.

Durch Streß zur Allergie

Lange Zeit läuft dieser tägliche Kampf des Immunsystems im Verborgenen ab. Denn die Wissenschaft hat erst kürzlich entdeckt, daß das körpereigene Abwehrsystem über potente Mechanismen zur Selbstkontrolle und zur Anpassung verfügt. So gibt es Suppressorzellen, die die Tätigkeit bestimmter Angriffszellen kontrollieren, gegen Antikörper können blockierende Gegenstoffe gebildet werden und Eiweißkörper, welche in hochkomplizierte Kettenreaktionen eingreifen. Das bedeutet permanente Mehrarbeit, Höchstleistung und sehr viel Kraft!

Durch körperliche und psychische Dauerbelastung kommt es zur Körperschwäche – der Grundstein zu einer Allergie ist gelegt:

Der Allergieturm beginnt zu wackeln

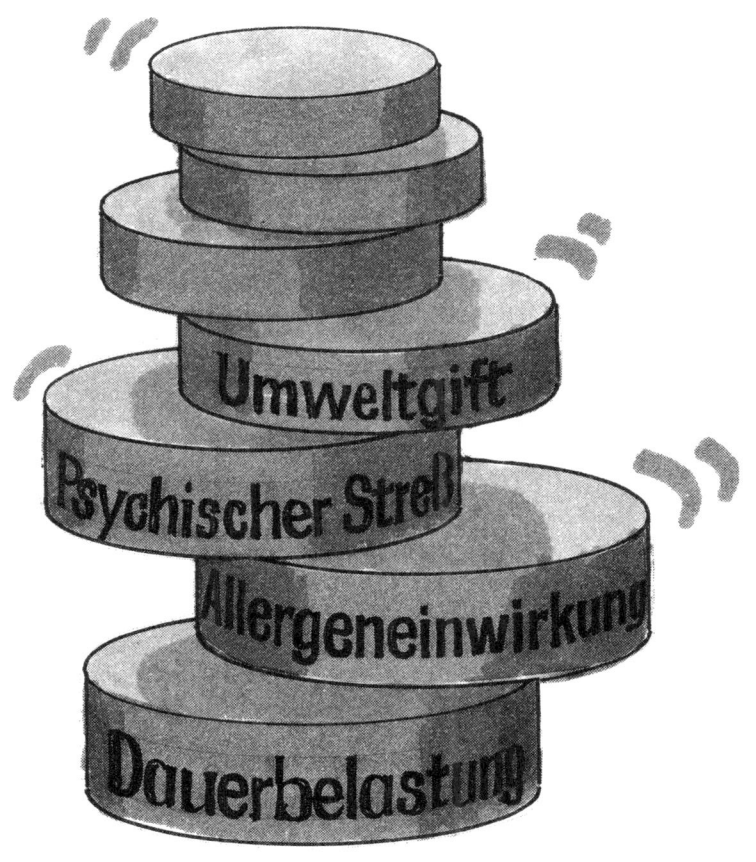

*Umweltgifte und allergene Wirkung bauen ein allergisches Poten-
tial auf* – vor allem in den Organen, die besonders belastet sind
oder zu den Schwachstellen im Organismus gehören – *die Allergiehormone* steigen. Der Allergieturm beginnt zu wackeln!

▷ Durch Histaminausschüttung kommt es zu verquollenen Augen
  am Morgen.
▷ Der fallende Blutzuckerspiegel bereitet uns Heißhunger, obwohl
  wir gar nicht hungrig sind.
▷ Die Haut beginnt sich zu röten, es juckt oft am ganzen Körper
  nach dem Genuß bestimmter Speisen (hier muß noch keine
  Hautkrankheit vorhanden sein).

Das alles sind Symptome, die anzeigen, daß der Allergieturm
schon schief steht – der Einsturz droht! Nun genügt vielleicht ein
Tropfen Milch – und schon sind die Hautquaddeln da!
Pollen oder Gräser sind eigentlich ganz natürliche Stoffe. Wir
würden niemals darauf reagieren, wenn wir ohne Streß, ohne
Umweltgifte, mit gesunder, natürlicher Ernährung in Harmonie
leben.
Allergien sind keine ansteckenden Krankheiten. Sie sind vielmehr, wenn man ihnen einen anderen Namen geben wollte:

▷ Fehlregulationen des Immunsystems,
▷ Entgleisungen des Immunsystems –
  unser Körper spielt verrückt!

Allergien sind ein Ausnahmezustand unserer Gesundheit. Wir
müssen dafür sorgen, daß wir mit unserem Inneren (Psyche) und
unserem Äußeren (Lebensgewohnheiten) wieder ins Gleichgewicht kommen.

Einmal allergisch – immer allergisch?

Nein, denn Allergien sind heilbar! Allergien sind keine angebore-
nen, unheilbaren Krankheiten, sie sind durch äußere Einflüsse und
Belastungen erworben. Die Möglichkeit, daß Allergien bereits im
Mutterleib auf das Kind übertragen werden, was durch die Bestimmung von Antikörpern in der Nabelschnur nachgewiesen werden
kann, ist gegeben. Dies ist aber noch keine angeborene, allergi-

sche Krankheit. In der Medizin spricht man von »Atopie«, das heißt, es ist eine höhere Allergieneigung gegeben. Aber erst durch äußere Einflüsse, zum Beispiel falsche Ernährung, Streß, Umweltgifte und psychische Belastungen, wird das Allergiepotential aufgebaut, die Allergie kann ihren Weg nehmen.

Allergien müssen systematisch aus dem Körper wieder ausgeschlichen werden, so wie sie entstanden sind. Wichtig sind die frühzeitige Diagnose und die strikte Therapie.

Allergien – Welche Arten gibt es? Wie werden sie erkannt?

Die drei Arten von Allergien

▷ Akute Allergien,
▷ Verzögerte Allergien,
▷ Versteckte oder chronische Allergien.

Akute Allergien

Bei akuten Allergien treten die Symptome innerhalb kürzester Zeit nach Kontakt mit dem Allergen auf.

Akute Nahrungsmittelallergie

Immunreaktion
Antikörper der Klasse IgE.

Allergiesymptome
(nach dem Verzehr bestimmter Speisen)
▷ Schluckbeschwerden, Engegefühl im Hals, Atemnot, Anschwellen der Schleimhäute;
▷ Hautausschlag, Augentränen, Niesanfälle;
▷ dunkle Augenringe, blasse Gesichtsfarbe;
▷ gefährlich bei Erstickungssymptomen und Kreislaufreaktionen.

Insektenstichallergie

Immunreaktion
Antikörper der Klasse IgE.

Allergiesymptome

▷ kann gefährlich werden bei Schwellungen im Hals (Erstickungs-
gefahr) oder Kreislaufreaktionen.

Sonnenallergie

Allergiesymptome

▷ Bläschenausschlag, kann am ganzen Körper auftreten;
▷ Kreislaufreaktionen.

Akute Tierhaarallergie
(besonders häufig: Katzenallergie, Allergie gegen Pferde, Meer-
schweinchen, Hamster, Hunde)

Immunreaktion
Antikörper der Klasse IgE.

Allergiesymptome

▷ Anschwellen der Schleimhäute;
▷ Augentränen, gerötete Augen, Schnupfen, chronische Nasenne-
benhöhlenentzündung;
▷ Asthma bronchiale.

Arzneimittelallergie
Kann gefährlich werden bei Kreislaufreaktionen.

Metallallergie

Metalle
Meist Nickel, Chrom, Kupfer, Spirale zur Empfängnisverhütung;
auch Silber (seltener: Weißgold, Gelbgold, Platin).

Allergiesymptome

▷ Hautrötungen, Juckreiz, Ekzeme;
▷ bei Spirale starke Monatsblutungen.

Verzögerte Allergien

Bei verzögerten Allergien treten die Symptome erst Stunden nach Kontakt mit dem Allergen auf.

Pollenallergie

Immunreaktion

IgE Antikörper + erhöhte Allergiebereitschaft.

Allergiesymptome

▷ Heuschnupfen, chronische Kieferhöhlenentzündung, Bronchitis, Asthma.

Auslösung

▷ Baumpollen Februar–Mai;
▷ Gräserpollen Juni–Juli;
▷ Kräuterpollen August–September.

Allergie gegen Schimmelpilzsporen in der Luft und in der Wohnung

Immunreaktion

Meist IgG-Antikörper + erhöhte Allergiebereitschaft.

Allergiesymptome

▷ Chronischer Schnupfen, Bronchitis, Asthma;
▷ Magen-Darmprobleme, Migräne, Depressionen.

Auslösung

▷ August–Oktober bei feuchtem Wetter;
▷ feuchte Wohnung, Kellerräume.

Allergie gegen Hausstaubmilbe

Immunreaktion

Meist IgE-Antikörper + erhöhte Allergiebereitschaft.

Allergiesymptome

▷ Chronischer Schnupfen, häufige Niesanfälle, Anschwellen der Schleimhäute;
▷ Kopfschmerzen, Bronchitis, Asthma, Ekzeme.

Auslösung

▷ Das ganze Jahr;
▷ Verschlimmerung in Wohnräumen durch Teppiche, Teppichböden, Vorhänge;
▷ nachts im Bett durch Wolldecken, Federbetten, Matratzen.

Allergie gegen chemische Düfte und Gerüche

(Parfüms, Rauch, Wohnungsgifte, Abgase, Pestizide, Düngemittel, Chlor)

Überempfindlichkeitsreaktion bei erhöhter Allergiebereitschaft.

Allergiesymptome

Kopfschmerzen, Übelkeit, Unwohlsein.

Auslösung

Durch Einatmen.

Versteckte oder chronische Allergien

Bei den versteckten oder chronischen Allergien treten die Symptome erst Tage nach Kontakt mit den Allergenen auf.

Versteckte Nahrungsmittelallergie, Nahrungsmittelüberempfindlichkeit

Immunreaktion

Meist IgG-Antikörper.

Allergiesymptome

▷ Magen-Darmprobleme, chronische Müdigkeit;
▷ Neurodermitis, Ekzeme, Gelenkentzündungen;

▷ chronische Nasennebenhöhlenentzündung;
▷ Bronchitis, Asthma, Sehstörungen, Flimmern vor den Augen;
▷ Migräne, Kopfschmerzen, Muskelschmerzen;
▷ Nieren- und Blasenentzündungen;
▷ Depressionen, psychische Erschöpfung;
▷ Gewichtsprobleme = Stoffwechselblockade durch IgG-Antikörper.

Häufige Nahrungsallergene

Kuhmilchprodukte, Hefe, Brot, Weizen, Eier, Roggen, Rindfleisch, Schweinefleisch, Muscheln, Pfeffer, Curry, Paprika.

Hefepilzallergie (Candida)

Immunreaktion

Meist IgG-Antikörper.

Allergiesymptome

▷ Ekzeme;
▷ Migräne, Bronchitis;
▷ Blasenentzündungen, Magen-Darmprobleme;
▷ Depressionen, Erschöpfung.

Auslösung

▷ Schimmel in Nahrungsmitteln (in Obst, Käse, Brot);
▷ chronische Pilzinfektionen im Darm.

Amalgamallergie (verschiedene Metalle im Mund)

Gegen Zahnamalgamfüllungen und Metallbrücken bzw. Kronen sind versteckte Allergien häufig. Verschiedene Metalle im Mund (Amalgam, Gold und andere Metalle zusammen) können zu einer hohen Stromspannung führen = »E-Werk« im Mund.

Allergiesymptome

▷ Neuralgie, Kopfschmerzen, Schwindel;
▷ Depressionen, Erschöpfung;
▷ Ekzeme, Neurodermitis.

Überempfindlichkeit gegen Wohnungsgifte

Formaldehyd, Holzschutzmittel, Putzmittel, Lösungsmittel – eine dauernde Toxinaufnahme durch Einatmen überfordert das Immunsystem. Es kommt zur Überempfindlichkeitsreaktion.

Überempfindlichkeitssymptome

▷ Trockene Schleimhäute, Augenrötung, Augenbrennen;
▷ Schwindelgefühl, Benommenheit, Konzentrationsstörungen;
▷ Unwohlsein, chronische Halsentzündungen, chronische Nasen-nebenhöhlenentzündung;
▷ morgendlicher Erschöpfungszustand, Depression, psychische Erschöpfung.

Besondere Toxinabstrahlung

Teppichböden, furnierte Möbel, großflächige Holzverkleidungen.

Überempfindlichkeit gegen elektromagnetische Wellen

Überempfindlichkeitssymptome

▷ Konzentrationsstörungen, Kopfschmerzen;
▷ morgendliche Erschöpfung, depressive Stimmung, Schwindel.

Besondere Abstrahlung

Stromleitungen, Elektrogeräte (Radiowecker, Fernseher, Mikrowellengerät, Videogerät, Computer).

Überempfindlichkeit gegen geopathische Belastung

Das Bett steht auf einer »Wasserader«. Ziehen Sie einen Baubiologen zu Rate!

Überempfindlichkeitssymptome

▷ Schlafstörungen;
▷ morgendliche Erschöpfung, psychischer Erschöpfungszustand.

Ärztlicher Erfahrungswert: In bestimmten Fällen können die aufgeführten Allergene auch akute allergische Reaktionen auslösen.

In welchen Organen Allergiereaktionen auftreten können

Allergiereaktion Haut

▷ Trockene Haut
▷ Juckreiz/Hautrötung
▷ Nesselsucht

Allergiereaktion Auge/Nase/Ohren

▷ Juckreiz der Augen/Nase/Ohren
▷ Tränen der Augen, Augenringe
▷ Ohrensausen/Ohrendruck-Schmerz

Allergiereaktion Atemwege

▷ Chronische Bronchitis/Atemnot
▷ Schwellung des Rachens nach Verzehr bestimmter Nahrung
▷ Asthma

Allergiereaktion Magen/Darm

▷ Speisenunverträglichkeit
▷ Blähungen
▷ Gastritis/Sodbrennen

Allergiereaktion Stoffwechsel

▷ Gewichtsschwankungen
▷ Wassereinlagerungen
▷ Unter- oder Übergewicht

Allergiereaktion Gelenke

▷ Gelenkschwellungen
▷ Gelenkschmerzen
▷ Steifigkeitsgefühl der Gelenke

Allergiereaktion Gehirn

▷ Überaktivität, Kopfschmerzen
▷ Migräne
▷ chronische Müdigkeit

Allergiereaktion Psyche

▷ Depression
▷ Stimmungsschwankungen

Das Erkennen von Allergien – die Diagnose

Akute Allergien erkennen

Akute Allergien und Überempfindlichkeitsreaktionen können leicht erkannt werden, da die Symptome innerhalb kürzester Zeit nach Kontakt mit dem Allergen auftreten. Erstickungsanfälle nach dem Verzehr von Sellerie, Verengungsgefühl der Kehle nach dem ersten Schluck Wein oder der Kreislaufkollaps nach der Einnahme einer Aspirintablette sind typische Beispiele für akute Allergien. Besonders gefährlich können sich allergische Reaktionen nach einem Insektenstich auswirken; innerhalb kürzester Zeit kann es zum lebensbedrohenden Kreislaufschock kommen.

Verzögerte Allergien erkennen

Die Allergiewerte aus dem Blut geben erste Hinweise. Für eine Allergie sprechen folgende Laborbefunde:

1. Die eosinophilen Blutzellen (= bestimmte weiße Blutkörperchen) liegen über sechs Prozent.
2. Die Zahl der Blutplättchen (= Thrombozyten) im Blut ist erniedrigt.
3. Das Gesamt-Immunglobulin E (= IgE-Antikörper) im Serum ist über 20 U/ml erhöht. Bei Spiegeln über 100 U/ml ist eine Allergie sehr wahrscheinlich. Die spezifischen IgE-Antikörper im Blut müssen dabei nicht nachweisbar sein.
4. Im Immunstatus, bei dem bestimmte Abwehrzellen bestimmt und zahlenmäßig erfaßt werden, finden sich Ungleichgewichte.

Ärztlicher Erfahrungswert: Auch wenn keiner dieser Befunde nachzuweisen ist, kann dennoch eine Allergie vorliegen – meist eine *versteckte*, auch *maskierte* Allergie genannt.

Verzögerte Allergien bereiten manchmal schon größere diagnostische Schwierigkeiten, da die Beschwerden oft erst Stunden nach Kontakt mit dem Allergieauslöser auftreten. Zudem spielen weitere Allergene und Faktoren eine Rolle, welche die Allergiebereitschaft im Körper aufbauen. Dieses Zusammenwirken läßt dann das Faß überlaufen.

Versteckte oder chronische Allergien erkennen

Versteckte Allergien kommen am häufigsten vor, werden aber am seltensten erkannt. Nichts erscheint widersprüchlicher als das Phänomen der versteckten oder maskierten Allergie.
Es erscheint auf Anhieb unlogisch, daß das Immunsystem auf solche Nahrungsmittel überschießend reagiert, die wir täglich essen oder die sogar unsere Lieblingsnahrungsmittel sind – oder daß die Zahnamalgamfüllung etwas mit der Neurodermitis zu tun haben soll. Denn bei all diesen versteckten Reaktionen können wir keinen unmittelbaren Zusammenhang mit unseren Beschwerden feststellen! Die Symptome verlaufen chronisch, schleichend, mit unvermittelten Schüben; oder sie kommen erst durch Allergieauslöser wie Hausstaub oder Pollen zum Ausbruch.
Bei versteckten Allergien lösen meist nicht einzelne Nahrungsallergene Reaktionen aus, oft ist ein Zusammentreffen mehrerer allergener Faktoren notwendig. Ein typisches Beispiel ist das Zusammentreffen von Streß und allergenen Speisen zur Auslösung der Nesselsuchterscheinungen auf der Haut. In der Medizin spricht man vom Summationsphänomen. Und diese werden in der heutigen Zeit, in der Streß und Umweltgifte eine fast schon übergeordnete Rolle spielen, immer häufiger.
Versteckte Nahrungsallergene können mit zwei Methoden erfaßt werden:

IgG-Nahrungs-Antikörpertest aus dem Blut

Dieser Test beruht auf der Tatsache, daß bei versteckten Nahrungsallergien das Immunsystem IgG-Antikörper gegen bestimmte Nahrungsmittel bildet. Jedesmal wenn dieses Nahrungsmittel gegessen wird, verbinden sich die Bausteine des Nahrungsmittel-Moleküls mit den spezifischen Antikörpern und bilden Immunkomplexe. Normalerweise können diese Immunkomplexe im Körper abgebaut werden. Wenn das Immunsystem aber durch weitere Belastungen überfordert wird (zum Beispiel Streß, Infekte, Umweltgifte), können diese nicht mehr rechtzeitig abgebaut werden. Die Folge ist, die Immunkomplexe häufen sich und können jetzt chronische Entzündungen auslösen oder Allergien Vorschub leisten.

Der IgG-Nahrungs-Antikörpertest erfaßt die Nahrungsantikörper, welche sich im Blut bereits gebildet haben. Es wird bei diesem Testverfahren genau angegeben, wie stark die Antikörperbildung bereits im Blut vorhanden ist. *Dies ist eine wichtige Kontrolluntersuchung bei jeder Allergiebehandlung.*

Nahrungsantikörper sind eine Belastung für das Immunsystem! Ein speziell auf das Testergebnis des IgG-Nahrungs-Antikörpertests abgefaßter, individueller Ernährungsplan, welcher auf der Basis der 4-Tage-Rotation nach dem IMMUN-DIÄT-SYSTEM beruht, ist der sichere Wegführer, um mit der Ernährungsumstellung den Abbau der Nahrungsantikörper zu erreichen. (Die Durchführung dieses Tests wird auf Seite 72 genauestens beschrieben.)

Provokations-Neutralisations-Hauttest

Beim Provokations-Neutralisations-Test auf der Haut wird im Verdünnungsverfahren nach homöopathischen Regeln genau festgestellt, wie stark die Reaktion auf das Allergen ist. Diese Erkenntnis ist Grundlage zur Therapie. Das Testprotokoll ist Basis zur Herstellung von homöopathischen Verdünnungen der Allergene (biologische Arznei), mit der die krankmachende Wirkung von Allergien neutralisiert und Schritt für Schritt abgebaut werden kann. (Diese Methode ist nicht zu verwechseln mit der Desensibilisierung!) Gleichzeitig muß auch bei dieser Therapie die Ernährung umgestellt werden. Basis ist auch hierfür der 4-Tage-Zyklus der Rotationsernährung nach dem IMMUN-DIÄT-SYSTEM. Nur wird bei dieser Methode der Ernährungsplan ganz speziell auf das Testprotokoll der Hauttestung abgestimmt. (Die Durchführung wird auf Seite 59 beschrieben.)

IgG-Nahrungs-Antikörpertest + Provokations-Neutralisations-Hauttest sind Schwerpunkte dieser Allergietherapie. Sie sind die Tests, die den Grundstein für eine erfolgreiche Allergiebehandlung legen.

Es ist sehr wichtig, frühzeitig die verschiedenen Zusammenhänge von

▷ Allergie und Ernährung,
▷ Allergie und Umwelt,
▷ Allergie und Psyche

zu erkennen, um rechtzeitig für die eigene Gesundheit handeln zu können.

Allergie und Ernährung

Chemie in den Nahrungsmitteln

Nahrungsmittel sind leider in ihrer Zusammensetzung nicht nur *Nahrungs*mittel, sie sind meist durchsetzt von Bindemitteln, Konservierungsstoffen, Farb- und Aromastoffen und anderen unterschiedlichen Schadstoffen. Nahrungsmittel sind also, wenn man so möchte, auch *Allergenträger.* Das Immunsystem hat die schwierige Aufgabe, diese Schadstoffe vom verwertbaren Anteil der Nahrung zu unterscheiden und die Schadstoffe auszuschleusen – die Nährstoffe dagegen zu verwerten.

Welch schwierige Aufgabe das sein muß, können Sie sich am besten vorstellen, wenn Sie beim Essen einmal bewußt darüber nachdenken, welche Aufgabe Sie Ihrem Körper mit jedem Bissen zumuten. Diese Aufgabe ist besonders schwer, wenn Sie sich nicht mit natürlichen Nahrungsmitteln ernähren, sondern wenn Frittiertes, Fettes, Wurstwaren, Glaskonserven (zum Beispiel Rollmöpse, Essiggurken), Weißmehlbrot, Sahnesoßen, Suppenwürfel, schwere Eintopfgerichte, Fertignahrung aus Blechdosen usw. Ihre Nahrung sind.

Schadstoffe sind aber nicht nur in diesen sowieso schon »ungesunden« Nahrungsmitteln enthalten. Sie sind auch in den Grundnahrungsmitteln, zum Beispiel in der Kartoffel oder im Getreide und im Gemüse. *Verursacher* sind die *Dünge-* und *Pflanzenschutzmittel.*

Im Teil III auf Seite 113 finden Sie eine übersichtliche Aufstellung, welche Nahrungsmittel mit welchen chemischen Zusatzstoffen belastet sein können.

Die Nahrungsverwertung

Die Nahrungsverwertung vollzieht sich im Darm

Der Darm ist mit einer riesigen Schleimhautoberfläche von etwa 150 Quadratmetern (!) ausgestattet. Er ist das größte Immunzentrum unseres Körpers, das von spezifischen Antikörpern der Klasse IgA bewacht wird. Diese bilden einen natürlichen Abwehrwall gegen allergieauslösende Stoffe in den Nahrungsmitteln und gegen alle Schadstoffe in den Speisen. Sie haben die Aufgabe, diese frühzeitig abzufangen und unschädlich zu machen.

Durch einseitige, fehlerhafte Ernährung kann der natürliche Abwehrwall der IgA-Antikörper ins Wanken geraten. Besonders wenn die *gleichen* Nahrungsmittel *täglich* oder im Übermaß gegessen werden und wenn die Speisen mit *chemischen Zusatzstoffen, Pestiziden oder Düngemitteln* angereichert sind oder wenn *Zuckerkonsum* zum Pilzbefall des Darmes führt, kann dieses wichtige Abwehrsystem unseres Körpers zusammenbrechen.

Die Folgen: Die Allergene der täglichen Nahrung können direkt über den Darm ins Blut gelangen und Fehlreaktionen auslösen. Antikörper, besonders IgG-Antikörper, werden gegen die Nahrung eingesetzt. Der Entwicklung von Allergien ist das Tor geöffnet.

Durch Zuckerkonsum zum Hefepilzproblem des Darmes: Candida

Hefepilze gehören in die Familie der Schimmelpilze. Normalerweise beträgt ihr Anteil an der natürlichen Darmflora nur etwa ein Prozent. Doch durch einseitige, zucker- und weißmehlreiche Ernährung können sie sich im Darm ausbreiten, die natürlichen Darmbakterien überwuchern und Pilzinfektionen verursachen.

Die Hefepilze können ihren Stoffwechsel nur aus leicht aufschließbaren Kohlenhydraten bestreiten. Bei übermäßigem Verzehr von Süßigkeiten, Backwaren oder Weißbrot vermehren sie sich fast explosionsartig, produzieren Pilzsporen, die Allergien auslösen können. Das Hefe- und Schimmelpilzproblem kann langfristig nur durch Umstellung der Ernährung gelöst werden.

Durch Darmverwertungsstörungen setzen sich Gifte frei

Bei Verwertungsstörungen der Nahrung und Darmstörungen entstehen hochgiftige Gase (Blähgase), welche ins Blut gelangen und über Leber und Niere entgiftet werden müssen.

Im gestörten Darm gehen Kohlenhydrate in Gärung über. Es entstehen schädliche Alkohole, welche *Benommenheit, Leberstörungen, Mundgeruch* verursachen können und das Immunsystem belasten. Aus schlecht verdautem Eiweiß (zum Beispiel durch zu große Fleischportionen) entstehen Fäulnisgifte wie Indol oder Skatol, welche ebenfalls Entgleisungen des Immunsystems forcieren können. Die Darmentgiftung durch Colontherapie (Seite 97) und durch Ernährungsumstellung nach dem IMMUN-DIÄT-SYSTEM regulieren Darmstörungen und den damit verbundenen Blähbauch.

Folgen schlechter Nahrungsverwertung sind schleichende Mängel an Vitaminen und Mineralstoffen

Eine weitere Folge von Nahrungsmittelallergie und Darmstörungen: Die Nahrung wird nicht mehr ausreichend verwertet. *Defizite an lebensnotwendigen Nährstoffen schleichen sich ein.* Zudem muß berücksichtigt werden, daß *bei Allergien ein erhöhter Bedarf an Vitaminen und Mineralstoffen* besteht.

Mit der Mineralstoffanalyse aus dem Haar können Defizite und Verschiebungen im Mineralhaushalt aufgedeckt werden. Deshalb sind die Mineralstoffanalyse aus dem Haar und die entsprechende *Substitution der Nährstoffe* ein wichtiger Punkt in diesem Anti-Allergieprogramm. (Siehe Substitutionsschema auf Seite 86.)

> Nährstoffe sind lebensnotwendig!
> Versorgen Sie Ihren Körper mit Nährstoffen, sie sind die gesunde Nahrung für Ihr Allergie-Abwehrsystem.

Der Säurestreß

Kennen Sie die Symptome einer Übersäuerung?
Der bekannte *Muskelkater* mit Steifigkeit und Schmerzen ist durch Übersäuerung verursacht. Verantwortlich dafür ist die Milchsäure, die bei größerer Muskelanstrengung zur Energiegewinnung gebildet und in der Muskulatur abgelagert wird. Diese massive Milchsäureflut kann vom Körper erst nach und nach abgebaut werden.

Sodbrennen ist die Übersäuerung des Magens, die bis in die Speiseröhre hochsteigt. Oft tritt Sodbrennen nach dem Genuß von Nahrungsmitteln auf, gegen die man überempfindlich reagiert. Auch diese überschüssige Säure muß von körpereigenen, basischen Verbindungen neutralisiert werden. Dabei gehen dem Organismus große Basenmengen verloren.

Säureüberladung des Körpers entsteht auch durch säurereiche Ernährung mit Fleisch und Brot, durch Darmstörungen, Streßreaktionen aller Art und Allergien. Der gesamte Stoffwechsel und sämtliche Körperfunktionen können nur geregelt ablaufen, wenn das *Säure-Basen-Verhältnis* sich die Waage hält. Deshalb muß die Säurebelastung permanent durch körpereigene Basen neutralisiert werden.

Der unausgeglichene Säure-Basen-Haushalt begünstigt Allergien. Je mehr Säure durch überschießende Reaktionen im Organismus entsteht, desto mehr wird die Basenreserve im Blut verbraucht. Ähnlich wie beim Muskelkater müssen die Säuren jetzt in Organen und Geweben gelagert werden, damit das Blut nicht übersäuert. Das hätte schwerwiegende Folgen bis hin zu Bewußtlosigkeit und Koma. In den Organen und Geweben werden die Säuren an Eiweiße gebunden. Dies wiederum kann die Stoffwechsel- und Entgiftungskanäle *blockieren* und für Allergien anfällig machen.

Basische Stoffe müssen mit der Nahrung zugeführt werden. Im Gegensatz zu den Säuren können die Basen nicht vom Körper hergestellt werden. Diese müssen daher täglich mit der Nahrung zugeführt werden. Deshalb stärkt basische Ernährung ihren Körper gegen Allergien. Die Säurebelastung der Organe wird abgebaut und neutralisiert, die Widerstandsfähigkeit steigt: Ein wichtiger Punkt in diesem biologischen Allergieprogramm!

Diese Nahrungsmittel liefern Basen

Milchprodukte

Milch, Joghurt, Sauermilch, Käse, Ziegenkäse, Schafkäse.

Gemüse

Kartoffeln, Möhren, Erbsen, Blumenkohl, Weißkohl, Rosenkohl, Bohnen, Spinat und andere Gemüsearten.

Früchte

Melonen, Äpfel, Birnen, Aprikosen, Pfirsiche, Erdbeeren, Himbeeren, Heidelbeeren, Papaya.

Salate

Kopfsalat, Endivien, Eissalat, Feldsalat, Chicorée, Eichblattsalat, Römischer Salat.

Öle

Kaltgepreßtes Oliven- oder Distelöl, Kürbiskernöl, Sonnenblumenöl, Erdnußöl, Maiskeimöl.

Diese Nahrungsmittel sollten Sie bei Allergien bevorzugt essen. Säurebildende Nahrungsmittel dagegen sollten Sie reduzieren, besonders Fleisch, Geflügel, Brot, Süßigkeiten, auch Honig!

Basenpulver zum Einnehmen

Sie können auch durch Basenpulver wie Natriumbicarbonat Ihr Basendefizit bei Allergien aufbessern. Durch die Einnahme von Natriumbicarbonat können oft akute Hautreaktionen bei der Neurodermitis, Kopfschmerzen oder Übelkeit abgeschwächt werden.
Natriumbicarbonat gibt es als Pulver in Apotheken zu kaufen. Ein kleiner Teelöffel voll wird in einem Glas Wasser gelöst und getrunken.

Ernährungsumstellung – der erste Schritt zum Erfolg

▷ Ohne Nahrung könnten wir nicht leben.
▷ Schlechte Ernährung beeinträchtigt unsere Gesundheit.
▷ Gesunde, abwechslungsreiche Ernährung bringt Vitalität, Energie und Leistungskraft.

Allergien sind eine Überforderung des Immunsystems. Mit einer Ernährungsumstellung kann das Immunsystem entlastet werden, es kann sich erholen und regenerieren. Allergien können wieder abgebaut werden.

Beachten Sie erste Alarmzeichen! Sind die Überreaktionen auf Nahrungsmittel einmal ausgelöst, können sie mit massiver Wucht das gesamte Abwehrsystem in Mitleidenschaft ziehen, reizen und verschleißen: der Nährboden für weitere Allergien und Störungen! So kann zum Beispiel das Sodbrennen nach dem Kaffeegenuß erstes Alarmzeichen einer Nahrungsunverträglichkeit sein, morgen sind daraus vielleicht schon IgG-Nahrungsantikörper gegen Kaffee geworden. Werden sie nicht rechtzeitig erkannt und abgebaut, kann zum Beispiel eine chronische Gastritis ihren Weg nehmen.

Durch Rotation der Nahrungsmittel, dem regelmäßigen Wechsel im 4-Tage-Zyklus der IMMUN-DIÄT*, *wird das Immunsystem entlastet. Es kommt zur besseren Nahrungsverwertung, Entgiftung und Entschlackung.*

Durch die gesunde, abwechslungsreiche Ernährung wird das natürliche Darmmilieu gefördert. Der Entstehung von Nahrungsantikörpern wird entgegengewirkt.

Die Rotationsernährung nach dem IMMUN-DIÄT-SYSTEM ist die *Ernährungsumstellung auf lange Sicht,* sie ist Basistherapie zum neuen biologischen Allergieprogramm.

---

* IMMUN-DIÄT: Dieses Buch von Jutta Poschet und Dr. med. Jürgen K. Juchheim enthält die Grundregeln der Rotationsernährung sowie einen umfangreichen Rezeptteil nach dem 4-Tage-Zyklus.

Allergie und Umwelt

Umweltgifte – die größten Gifte unserer Zeit

Die Zahlen über allergische Krankheiten klettern permanent in die Höhe. Grund hierfür ist auch die zunehmende Umweltverschmutzung.

Von Umweltvergiftung spricht man nicht nur bei Umweltkatastrophen. Es sind vielmehr die schleichend ablaufenden Prozesse, welche das Leben auf der Erde ständig mehr und mehr bedrohen. Schon die niedrigen Giftmengen, die wir täglich aufnehmen und die sich allmählich in unserem Körper anreichern und ihn unmerklich belasten, reichen aus, um das Allergie-Abwehrsystem aus dem Gleichgewicht zu bringen.

Es sind vor allem die fettlöslichen Gifte, die sich in Wohnungen vielfach an kleinste Staubkörner binden und permanent eingeatmet werden. Über die Atemwege gelangen sie ins Blut und reichern sich dort besonders in den fettreichen Organen, in der Leber, im Gehirn und im Fettgewebe an. In diesen Organen können sie die Durchblutung stören, Konzentrationsstörungen, Leberschäden verursachen oder gar die Krebsentstehung fördern. Bei chronischer Belastung, zum Beispiel aufgrund imprägnierter Holzdecken, kann es durchaus sein, daß sich im Urlaub die Beschwerden anfangs verschlimmern oder Erkältungen auftreten, weil die Gifte jetzt aus dem Fettgewebe ins Blut zurückströmen und eine Rückvergiftung verursachen. Dieses heimtückische Verhalten verschleiert die wahren Ursachen, so daß nur in seltenen, »glücklichen« Fällen die chronische Belastung entdeckt wird.

Die Einwirkungen auf das Immunsystem scheinen verheerend zu sein. So können auf Formaldehyd beispielsweise massive Reaktionen im Provokationstest nachgewiesen werden. Auch andere Gifte haben ähnlich allergisierende Wirkungen. Die Erfahrung hat gezeigt, daß viele Allergien durch Wohnungsgifte (Holzdecken,

Fertighaus, Teppichböden, furnierte Möbel) oft erst nach Jahren zum Ausbruch kommen. Man reagiert dann plötzlich auf Kleiderstoffe oder Nahrungsmittel allergisch. Die Allergieursache hierfür war dann nicht das Nahrungsmittel oder der Kleiderstoff, sondern der Übeltäter ist vielleicht der Teppichboden oder die Holzverkleidung. Diese Allergien können dann oft erst nach Beseitigung der Giftbelastung des Körpers (durch biologische Saunabäder, Lymphdrainagen, Colonic) und durch Entgiften der Wohnung (Teppichbodenentfernung, Entfernen der Holzverkleidungen) zum Ausheilen gebracht werden. (Beachten Sie dazu das biologische Entgiftungskonzept auf Seite 93.)

Belastete Raumluft – dicke Luft!

Ohne Sauerstoff können wir nicht leben. Doch was atmen wir täglich ein?

▷ In frischer Luft können wir *auftanken.*
  Frische Meeresluft zum Beispiel oder die Höhenluft im Gebirge wirkt oft wie Champagner auf uns.
▷ Schlechte, mit Schadstoffen angereicherte Luft in Innenräumen *pumpt uns aus,* sie raubt uns den letzten Rest an Energie.

Warum ist das so?
Schadstoffe der Raumluft können sich in den Organen, im Fettgewebe und im Gehirn ablagern. Dadurch wird das gesamte Nervensystem gestört.
Konzentrationsstörungen, Schwindel, Kreislaufstörungen und Müdigkeit sind die Folge.
Das sorglose Umgehen mit Schadstoffen, wie zum Beispiel Spraydosen, Kosmetika, Putzmittel usw., geht zu Lasten unserer Gesundheit! Das Treibgas aus Spraydosen ist artverwandt mit Narkosemitteln. Wir kommen natürlich nur mit einer geringen Konzentration dieses Giftes in Kontakt, aber mit jedem weiteren, sorglosen Druck auf die Spraydose summieren sich die Gifte in der Luft. Es legen sich die giftigen Nebelschwaden auf die Schleimhäute der Augen, Nase, Bronchien und Lunge ab. Es kommt zu einem »Narkosezustand«, wir fühlen uns wie »benebelt«.
Fettlösliche Chlorkohlenwasserstoffe, wie sie in Teppichböden,

42

Klebstoffen, Reinigungsmitteln, Wandanstrichen, Bohnerwachs usw. vorkommen können, haben die Fähigkeit, als Gase auszudünsten und sich an den Oberflächen der Schleimhäute abzusetzen. Das bedeutet, daß Augen, Nase, aber auch die Luftwege davon in Mitleidenschaft gezogen werden. Beim Durchdringen der Nasen- und Bronchialschleimhaut reizen und provozieren sie allergische Symptome wie Husten, Schnupfen und Atemnot.

Hausstaub und Hausstaubmilben werden schon frühmorgens beim Aufschlagen der Bettdecke durch die Luft gewirbelt. Billionen von Staubpartikelchen fliegen durch die Luft. Die Nase muß alles filtrieren mit ihren feinen Härchen in den Nasengängen. Nicht selten kommt es durch Hausstaub aus Wolldecken, Matratzen oder Federbetten zur Reizung der Schleimhäute. Das Niesen – die Folge – ist ein natürlicher Reinigungsprozeß der Nase; dabei wird versucht, die Reizstoffe, zum Beispiel Staubpartikelchen, wieder auszustoßen bzw. abzuwehren. Durch permanente Reizung der Schleimhäute kann es zur allergischen Auslösung von Hausstauballergien und dergleichen kommen.

Im Laufe eines Tages kommen noch etliche Giftkonzentrationen im Innenraum dazu. Morgens im Bad wird meist das erste Mal am Tag mit Gift hantiert: Deosprays, Haarsprays, Parfüms usw. Die giftigen Wolken des Treibgases bleiben in der Luft des Innenraumes haften. Im Hausgebrauch finden dann weitere Giftmittel ihre Verwendung. Dies sind in erster Linie die Putzmittel, Scheuermittel, Abflußreiniger, Fensterputzmittel, Möbelpolituren, welche ihren giftigen Geruch verströmen.

Wir atmen sie ein!

In Innenräumen wird die Schadstoffkonzentration im Laufe eines Tages am größten. Hier summieren sich zu den genannten Giften oft noch Ausdünstungen von Formaldehyd. *Formaldehyd* strömt in erster Linie aus Holzverkleidungen, Preßspanplatten, furnierten Möbeln kontinuierlich in die Raumluft. *Holzschutzmittel* aus imprägnierten Holzdecken und Wänden können als Giftgas sogar fünfzehn bis zwanzig Jahre lang ausdünsten!

Wir atmen es ein!

Alle diese Giftbelastungen bemerken wir kaum, wir atmen sie unbemerkt ein! Der Unterschied von frischem Sauerstoff zur abgestandenen Raumluft wird höchstens beim Betreten von Innenräumen nach einem längeren Spaziergang wahrgenommen. Wir »riechen« die dicke Luft, doch nur einige Minuten im Raum genügen, um uns an den Dunst zu gewöhnen.

Menschen mit Allergien sollten keine Treibgassprays verwenden. Bei jedem Kosmetik- oder Putzmittel sollten sie sorgfältig prüfen, ob es biologischen Ursprungs ist. *Die Innenräume der Wohnung sollten allergenarm gestaltet sein:* nur gekalkte Wände; keine Teppichböden, am besten Steinböden, Holzdielen, Kork- oder Linoleumbelag; keine Plüschdecken, keine Vorhänge oder Bettvorleger, das sind nicht nur Staubfänger, sondern auch Allergieauslöser!

Dicke Luft durch Tabakrauch

Rauchen ist bei einer Allergie verboten! Zu denken ist dabei nicht nur an den *Raucher* selbst, es ist auch der *Passivraucher,* der durch den blauen Dunst geschädigt wird.
In den Innenräumen haben diese giftigen Wolken ihre schädliche Wirkung gleich in doppelter Ausführung. Einmal wird das Nikotin durch den Zug an der Zigarette (oder Zigarre, Pfeife) inhaliert – und zum zweiten atmen wir es durch die Luft noch einmal ein! Schlimm ist das Passivrauchen vor allen Dingen für kleine Kinder, deren Eltern den Tabakgenuß nicht lassen können.

Allergiker sollten die Raumluft filtern

Wenn es um saubere, gesunde Luft in Wohn- und Schlafzimmer geht, kommt immer wieder der Einwand: »Was hilft reine, gesunde Luft im Haus? Wenn ich 'rausgehe, komme ich doch wieder mit den Giften und Allergieauslösern in Kontakt!« Dieser Einwand ist falsch. Denn gerade in den eigenen vier Wänden ist die Luft oft wesentlich stärker mit versteckten Giftstoffen belastet als außerhalb. Denken Sie einmal darüber nach, wie viele Stunden täglich Sie sich zu Hause aufhalten. Und in der kalten Jahreszeit nimmt die schleichende Giftbelastung unserer Atemluft noch zu.

Allergien werden schneller und heftiger ausgelöst, wenn wir *permanent* Reizstoffe, Gifte oder Allergene einatmen. Geben wir unserem Immunsystem nachts eine Verschnaufpause, indem aus der Luft des Schlafzimmers mit einem speziellen Filtergerät Hausstaub, Tierhaare, Pilzsporen, Formaldehyd, Lösungsmittel, Isocyanate oder Holzschutzmittel eliminiert werden. Dies führt zur Stabilisierung gegen Allergien. Im Schlaf nämlich regeneriert und beruhigt sich unser Immunsystem, wenn es nicht mit jedem Atemzug mit Giften und Allergenen der Raumluft konfrontiert und in Spannung gehalten wird. Wenn wir morgens erschöpft, erschlagen, ohne Antrieb erwachen und uns wie gerädert fühlen, so sind dies oft sichere Anzeichen einer schleichenden nächtlichen Vergiftung.

Mit Hilfe eines Hochleistungsfiltergerätes können Sie sich jetzt wirkungsvoll davor schützen. Diese Geräte sind nicht zu verwechseln mit »Luftwäschern« oder einfachen Ionisationsgeräten, welche die Schadstoffe oft noch mehr durch die Luft wirbeln. Bei dem neuen Luftfiltergerät strömt die Luft durch mehrere hintereinander geschaltete Kohlefilter. Diese reinigen die Luft zu nahezu 100 Prozent von Hausstaubpartikeln, Pollen, Tierhaaren, Pilzsporen und reduzieren nahezu alle Giftchemikalien der Raumluft, insbesondere Formaldehyd, Lösungsmittel, Lindan, Dioxin, aber auch das Schwefeldioxid der Außenluft, Abgase, Gerüche oder Tabakrauch. Diese neuen Antiallergiegeräte können die gesamte Raumluft etwa fünf- bis achtmal in der Stunde umwälzen. Damit ist gewährleistet, daß die Luft permanent von Allergenen und Giftstoffen gereinigt wird. (Bezugsnachweis siehe Seite 141.)

Belastete Außenluft –
die Giftglocke über Stadt und Land

Die Außenluft ist angereichert mit Schwefeldioxid, Kohlenmon-
oxid und Stickoxiden aus den Schloten der Kamine. Autoabgase
steuern Formaldehyd, Phenol, Kohlenwasserstoffe und Schwer-
metalle bei. Diese Stadtluft setzt uns zwar weniger zu als die
Raumluft der Wohnungen, Büros oder gar Kaufhäuser, doch hält
sie unser gestreßtes Abwehrsystem weiter in Atem. Die sauren
Gase reizen die Luftwege, können die Atemwege schädigen und
bei empfindlichen Personen Allergien verursachen.
Auf dem Lande ist es die großflächige Anwendung von Pflanzen-
schutz-Spritzmitteln. Besonders an windigen Tagen können die
Pestizide in Wolken verwehen, angrenzende Häuser und Dörfer
belasten. Selbst in den Böden der Alpen sind Spuren von Spritz-
mitteln zu finden.

Elektromagnetische Spannungsfelder

Elektrische Spannung in der Luft kann an der See sehr aktivierend
wirken, jedoch in Innenräumen gibt es eine andere Art von
»Ladung« in der Luft: das elektromagnetische Spannungsfeld.
Elektrogeräte bauen elektromagnetische Felder auf. Der einzige
Schutz dagegen ist unsere Haut. Doch Millionen Nervenzellen
registrieren diese fremde Energie und melden sie an die Steuer-
zentrale des Immunsystems. Überschießende Reaktionen sind die
Folge davon. Reizbarkeit, Überempfindlichkeit, aber auch depres-
sives Verhalten können sich einstellen. Menschen, die an Arbeits-
plätzen mit Klimaanlage den ganzen Tag vor Computerschirmen
sitzen und sich somit in einem elektromagnetischen Feld befinden,
sind besonders allergieanfällig.

Das »E-Werk« im Mund

Haben Sie unterschiedliche Metalle im Mund? Zahnamalgamfüllungen, Goldkronen, Porzellanbrücken mit Nickel, Chrom oder Platin? Zwischen diesen Metallen können sich Stromspannungen aufbauen. Der Speichel des Mundes ermöglicht das Fließen eines galvanischen Stromes.

Allein diese Stromspannung kann bereits störenden Einfluß auf die feinen Potentiale unseres Nervensystems haben. Darüber hinaus können aus Zahnamalgamfüllungen giftige Quecksilberionen gelöst werden, welche über den Lymphfluß in andere Organe gespült werden und den Organismus schleichend vergiften. Diese Quecksilberbelastung kann unser Immunsystem stören und besonders unterschwellige Allergien verschärfen.

Wir haben es mehr als einmal erlebt, daß sich Neurodermitis, Kopfschmerzen oder depressive Verstimmungen allein durch Entfernung der Zahnamalgamfüllungen und Ersatz durch Kunststoff- und Goldfüllungen schlagartig besserten.

Die Stromspannung im Mund kann mit der Bioresonanz-Therapie ausgetestet werden. Informationen darüber finden Sie im Entgiftungskonzept auf Seite 97.

Der Schlafbereich – Regenerationsstätte des Immunsystems

Den Gift- und Streßbelastungen können wir nur standhalten, wenn wir nachts unserem Immunsystem Ruhe zur Regeneration schenken. Je überreizter es durch Überforderung ist, desto mehr Schlaf brauchen wir und um so biologischer muß unser Schlafbereich gestaltet sein. Leider ist oft das Gegenteil der Fall:

Staubwolken aus Vorhängen, Formaldehyd aus dem Kleiderschrank, Staubmilben in den Bettfedern werden mit jedem Atemzug eingeatmet und von unserem Immunsystem als Allergene erkannt und mit Allergien beantwortet.

Metallteile am Bett wie Federkernmatratzen, Metallbettgestelle, Sprungfederrahmen können das natürliche Erdmagnetfeld stören, auf das das menschliche Körpersystem seit Jahrmillionen ausgerichtet ist. Ein einfacher Test kann dies anzeigen: Hält man einen Kompaß über das Bett, dann muß die Nadel nach Norden zeigen. Weicht sie ab, ist das Magnetfeld der Erde an dem Schlafplatz durch Metalle gestört – ein permanent negativer Einfluß auf die Gesundheit.

Wasseradern – rauben sie auch Ihren Schlaf?

Seit Jahrtausenden ist der störende Einfluß von Erdstrahlen auf unser mit elektrischen Impulsen arbeitendes Nervensystem bekannt. Selbst das Bundesforschungsministerium ist diesem Phänomen nachgegangen und ließ an der Technischen Universität München eine wissenschaftliche Studie durchführen. Erdstrahlen können vor allem dann krank machen, an Allergien und chronischen Krankheiten mitwirken, wenn das Bett auf einer »Kreuzung« steht. Hier überlagern sich mehrere Strahlungszonen, wodurch sich die Reizwirkung auf den Organismus vervielfacht. Diese von Wasseradern unter der Erdoberfläche ausgehende Strahlung kann sich durch die Stahlmatten in den Betondecken weiter aufladen. Oft ist dann in den obersten Stockwerken die Strahlungsintensität am stärksten.

Bisher gibt es noch kein Meßinstrument, das in der Lage ist, diese Strahlungsenergie zu messen. Allein der empfindliche und sensible Mensch ist in der Lage, mit Hilfe der Wünschelrute diese Erdstrahlung zu erkennen. Doch dazu ist viel Erfahrung notwendig. Deshalb kann nur ein geübter Rutengänger eine »Kreuzung« exakt finden, eine genaue Skizze erstellen und einen besseren Schlafplatz vorschlagen.

> Umwelt*bewußt* leben heißt, sich bewußt darüber zu informieren, welcher Giftbelastung man ausgesetzt ist und was man tun kann, wenn die Gesundheit bereits in Gefahr ist.

Wenn Sie wissen wollen, wie viele Umweltgifte sich bereits in Ihrem Blut angereichert haben, so gibt Ihnen der Blut-Gift-Test (Seite 89) Auskunft. (Kontaktadressen siehe Seite 141.)

Allergie und Psyche

Wie können psychische Probleme Allergien verursachen oder auslösen?

Noch im 19. Jahrhundert wurden Allergien als hysterische Reaktionen verkannt, da die immunologischen Vorgänge nicht erforscht waren. Auch heute werden Allergien vielfach noch als psychisch oder vegetative Dystonie abgetan, vor allem dann, wenn Antikörper nicht eindeutig nachgewiesen sind oder die immunologischen Reaktionen das Gehirn betreffen und zu psychischen Veränderungen wie Depressionen führen.

Neueste Forschungsergebnisse bestätigen jetzt, daß Allergien keine Einbildung sind, sondern daß allergische Reaktionen tatsächlich seelische Beschwerden und Spannungen verursachen können: So wurden erstmals Histaminrezeptoren im Gehirn entdeckt. Histamin ist der körpereigene Stoff, der bei Allergien ins Blut und Gewebe freigesetzt wird und die allergischen Symptome auslöst.

Histaminrezeptoren im Gehirn! – das bedeutet, daß Histamin auch allergische Reaktionen im Gehirn auslösen kann – etwa Angstzustände, Unruhe, Nervosität, Reizbarkeit oder Depressionen. Diese von ärztlicher Erfahrung schon länger bekannten Vorgänge finden nun durch die biochemische Forschung ihre Bestätigung.

Also: *Allergien können unser Denken und unsere Psyche beeinflussen.* Sie können sogar für psychische Krankheiten verantwortlich sein.

Diese Ergebnisse bestätigen weitere Studien, die über neun Jahre an Allergiepatienten durchgeführt wurden. Dabei besserte sich durch Allergietherapie die psychische Verfassung bei einem Großteil der Patienten parallel zum Abklingen der allergischen Symptome. Dies besagt, daß bei erfolgreicher Allergietherapie auch psychische Symptome gebessert werden.

Es gibt weitere, aufsehenerregende Forschungen. Beispielsweise konnte festgestellt werden, daß psychische Vorgänge das Immunsystem und damit Allergien beeinflussen können. So hatten starke psychische Spannungen eine direkte, negative Wirkung auf die Zellen des Immunsystems. Andererseits können positive Gedanken, entspannende Maßnahmen, Fröhlichkeit und Lachen ausgleichend auf gestörte Immunfunktionen wirken. Es ist ärztliches Erfahrungsgut, daß die Neurodermitis trotz Meidung sämtlicher Allergene nicht wesentlich positiv beeinflußt werden kann, solange der Patient sich in einem massiven psychischen Spannungsfeld befindet (beispielsweise solange eine Scheidung nicht überstanden ist). Andererseits können Allergien sich dramatisch bessern, wenn ein seelischer Konflikt gelöst wird und das Selbstbewußtsein sprunghaft ansteigt.

In der täglichen Praxis kann dieses Ping-Pong-Spiel von Körper und Seele bei vielen Allergiebehandlungen beobachtet werden. Allergische Reaktionen können psychische Symptome und Beschwerden verursachen, andererseits können seelische Spannungen Allergien zum Ausbruch bringen oder eine Allergiebehandlung erschweren oder gar unmöglich machen. Deshalb sollte besonders bei Allergiebehandlungen der psychische Faktor einflußmäßig beurteilt und gegebenenfalls in die Behandlung miteinbezogen werden.

Das Psycho-Allergen

Das Psycho-Allergen ist eine Spannungs- oder Konfliktsituation, welche Allergien verursachen oder auslösen kann. Ein Psycho-Allergen kann der Vorgesetzte sein, von dem man sich unterdrückt fühlt, oder der eigene Partner, mit dem man sich nicht mehr aussprechen kann: Sorgen und Nöte, jede unüberwindbar scheinende Situation. Doch die Probleme lassen sich lösen! *Das Aussprechen der Probleme* kann bereits Erkenntnis und Abbau bringen und somit der erste Schritt zur Konfliktbewältigung sein.

Ein Psycho-Allergen kann auch mangelnde Selbstorganisation sein, das heißt, daß man sich ständig selbst unter Druck bringt und unter ständigem *Eigenstreß* steht. Auch diese Verhaltensstörungen sind korrigierbar.

Wie sich jeder selbst am besten aus solchen Konflikten lösen kann, ist individuell sehr unterschiedlich. Es gibt viele empfehlenswerte Bücher, welche das positive Denken lehren. Es gibt die Möglichkeit, Autogenes Training zu erlernen, Meditationsübungen zu machen oder die Seele und den Körper bei einer angenehmen Massage »baumeln« zu lassen. Ganz egal, was jeder für sich tut, das Wichtigste ist, daß man frühzeitig lernt, seine Seele zu pflegen, um das innere Gleichgewicht nicht zu verlieren. Denn wer sich innerlich stabilisiert, wer sich durch positives Denken stark macht, hat die größten Chancen, seine Probleme ganz schnell zu überwinden.

Mit der biologischen Allergietherapie werden dem Körper die störenden äußeren Einflüsse durch Allergene und Umweltbelastung genommen. Organisieren Sie sich selbst und Ihre Gesundheit und Sie werden dem Leben mit neuer Freude gegenüberstehen. *Die positive Einstellung zur Therapie und zu sich selbst ist ein wichtiger Schritt zur Gesundung.*

Durch Allergie chronisch krank?

Der Weg von einer Allergie zur chronischen Krankheit ist oft gar nicht weit. Nicht selten wird aus einem »harmlosen« Heuschnupfen das Asthma von morgen.

Wie kann es durch eine Allergie zu einer chronischen Krankheit kommen? Der Grund hierfür ist im sich immer mehr schwächenden Immunsystem zu suchen. *Allergien schwächen und verbrauchen unsere natürlichen Kräfte!*

Wenn sich unser Organismus ständig mit Fehlregulationen, verursacht durch Überlastung der Immunabwehr, auseinandersetzen muß, so kann es sehr schnell zu einer Fehlschaltung kommen. Die Kettenreaktion von Überlastung der Immunabwehr und ständig neuen Fehlschaltungen führt dann von der Allergie zur chronischen Krankheit. Aus einem »harmlosen« Heuschnupfen entwickelt sich das Asthma von morgen.

Ehe wir uns versehen, sind wir im Keller unserer Gesundheit angelangt. Dann ist es sehr schwer, wieder nach oben zu kommen.

Die allergischen Symptome können von einem Organ zum anderen wechseln. Zuerst sind meist die »Schwachpunkte« des Körpers betroffen. So kann sich bei einem Patienten, dessen Lungensystem sein »Körperschwachpunkt« ist, der Heuschnupfen von den Nasennebenhöhlen auf die Bronchien der Lungen ausweiten. Wenn nicht spätestens zu diesem Zeitpunkt eine effektive Allergiebehandlung einsetzt, kann die chronische Krankheit – wie zum Beispiel das gefürchtete Asthma mit Asthmaanfällen und Atemnot – die Folge sein. Chemische Medikamente sind dann fast unumgänglich. Man fühlt sich gesundheitlich »im Keller«, und es ist wahrlich schwer, sich wieder nach »oben« zu kämpfen.

> Frühzeitiges Diagnostizieren ist das sicherste Rezept gegen Allergie-Krankheiten. Informieren Sie sich rechtzeitig über die Möglichkeiten einer effektiven Allergietherapie!

Aus einem „harmlosen" Heuschnupfen entwickelt sich das Asthma von morgen.

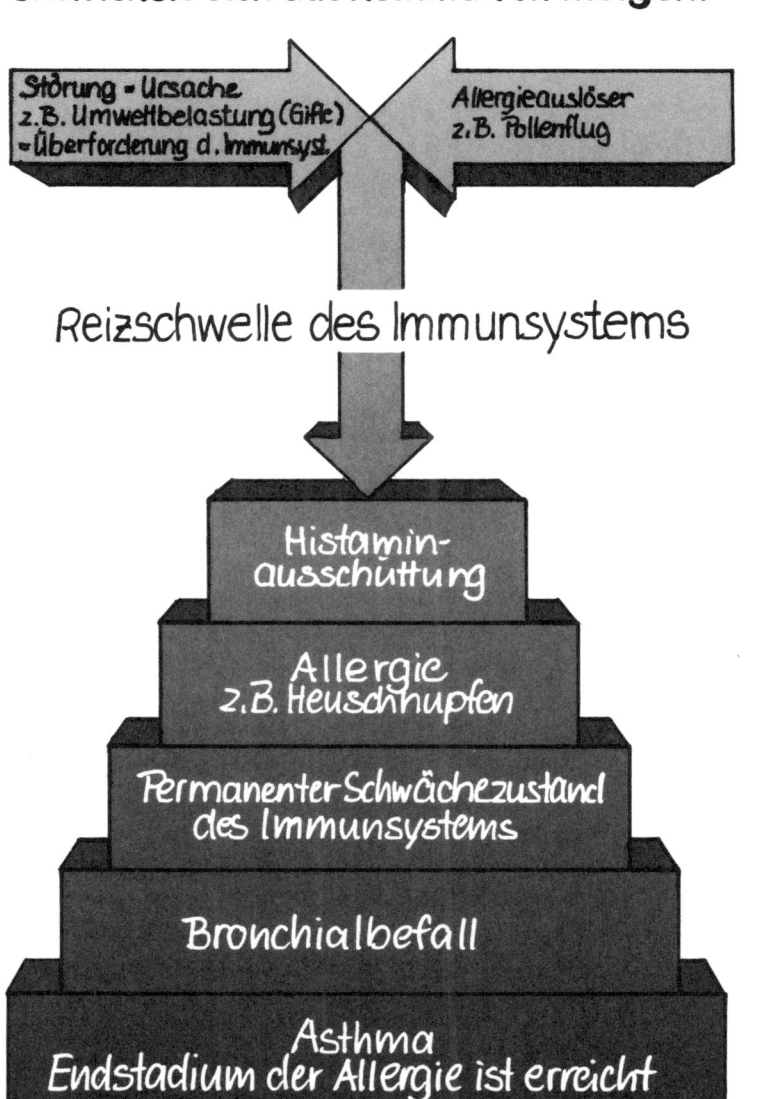

TEIL II

Die neue biologische Allergietherapie

Die neue biologische Allergietherapie kann allen Personen mit Allergien Hilfe bieten. Die Erfassung von Allergenen ist durch die moderne Wissenschaft gesichert. Die langjährige Erfahrung amerikanischer Ärzte, ihre Heilerfolge, ihre wissenschaftlichen Studien und Ratschläge waren Wegweiser zu diesem Allergieprogramm.

Die neue biologische Allergietherapie bewirkt eine Umstellung Ihrer Immunlage. Dies benötigt Zeit. Aber nach der Umstellung von einigen Monaten und Einregulierung des Immunsystems hat sich Ihre Gesundheit stabilisiert. Allergien werden abgebaut.

> Die neue biologische Allergietherapie ist ein großer Fortschritt in der Medizin!

Übersicht: Allergie-Hauttest-Methoden

Bisher übliche Hauttests

1. Epikutantest

Testart: Pflastertest am Rücken; alle Allergenextrakte werden gleichzeitig aufgeklebt, daher kann nur die Hautreaktion bewertet werden.
Was wird erfaßt: Nur Kontaktallergien = Hautentzündungen bei direktem Hautkontakt mit Metall, Gummi, Pflaster oder anderen Allergenen.
Therapie: Das Kontaktallergen muß immer gemieden werden.
Nachteil: Nahrungsmittel-, Hausstaubmilben-, Schimmelpilz-, Silberamalgamallergien u. a. können nicht diagnostiziert werden.

2. Prick-Test

Testart: Üblicher Allergietest = die Testlösung wird mit einem Stich in die Haut gebracht; alle Allergenextrakte werden gleichzeitig getestet, daher kann nur die Hautreaktion bewertet werden.
Was wird erfaßt: Pollen-, Insektengift-, Tierhaarallergie können diagnostiziert werden.

Therapie: Allergenmeidung oder Hyposensibilisierung (= Desensibilisierung über 2–3 Jahre).
Nachteil: Nahrungsmittel-, Hausstaubmilben-, Schimmelpilzallergien oder Chemikalienüberempfindlichkeit können nicht sicher diagnostiziert werden.

Ähnlich unsicher sind *Reibtest* oder *Ritztest,* bei denen die Testlösung eingerieben bzw. eingeritzt wird. Auch hier wird nur die Hautreaktion bewertet.

3. Intrakutantest

Testart: Die Testlösung wird in die Haut gespritzt, alle Allergene werden gleichzeitig getestet, daher kann nur die Hautreaktion bewertet werden.
Was wird erfaßt: Häufig falsche Reaktionen, oft als Folge von Verfälschungen durch die chemischen Zusätze in der Testlösung (Glycerin, Phenol).
Therapie: Allergenmeidung oder Hyposensibilisierung.
Nachteil: Nahrungsmittel-, Hausstaubmilben-, Schimmelpilzallergien oder Chemikalienüberempfindlichkeit können nicht sicher diagnostiziert werden.

▷ Nur Hautreaktion kann bewertet werden, nicht aber ausgelöste Symptome.
▷ Keine sichere Beurteilung der Reaktion, da die Stärke der Allergie nicht erfaßt wird.
▷ Die chemischen Zusätze der Testlösungen können die Ergebnisse verfälschen.
▷ Spätreaktionen werden meist nicht abgelesen. Damit werden die wichtigen Spätallergien nicht erfaßt.

Die Nachteile der üblichen Allergietherapien

▷ Meist nur oberflächliche *Vorschläge* zur Meidung der Allergene. Kein festes Anti-Allergie-Konzept. Kein individueller Ernährungsplan.
▷ *Medikamentöse Therapie* mit Cortison, Antihistaminika und anderen chemischen Substanzen. Nur die Symptome werden vorübergehend gebessert, die allergische Krankheit wird in ihrem Verlauf jedoch kaum günstig beeinflußt.

▷ *Hyposensibilisierung:* Wöchentliche Injektionen mit Allergen-verdünnungen, die bis zur Erhaltungsdosis gesteigert werden. Die Erhaltungsdosis liegt im Reaktionsbereich. Daher wird das Abwehrsystem sozusagen zur Toleranz gezwungen. Dieser Zwang kann aber ins Gegenteil umschlagen: Allergien gegen andere Stoffe, insbesondere Nahrungsmittel, können verstärkt auftreten und chronische Beschwerden verursachen. Durch Bildung überschießender IgG-Antikörper können Gelenkentzündungen, Hautausschläge, Nierenentzündungen oder Autoimmunkrankheiten ausgelöst werden.
Die Hyposensibilisierung muß etwa 3 Jahre lang durchgeführt werden. Von etwa jedem zweiten Patienten wird sie vorzeitig abgebrochen – oft wegen auftretender Nebenwirkungen.

NEU: Provokations-Neutralisations-Hauttest

Testart: Der Allergenextrakt ist ohne chemische Zusätze und wird in die Haut gespritzt; jedes Allergen wird einzeln getestet; neben der Hautreaktion werden auch die provozierten Symptome bewertet; Spätablesungen der Nachreaktionen geben weitere sichere Aufschlüsse für die Therapie.
Was wird erfaßt: Sämtliche Allergien können zuverlässig erfaßt werden, insbesondere Nahrungs-, Hausstaubmilben-, Pollen-, Schimmelpilzallergien; Chemikalienüberempfindlichkeit.
Therapie: Erstellung eines individuellen Ernährungsplanes; Allergieabbau mit homöopathischen Anti-Allergie-Verdünnungen (= Neutralisation).

Vorteile:

▷ *Individueller Ernährungsplan* nach dem IMMUN-DIÄT-SYSTEM zur Meidung der Allergene.
▷ *Neutralisationsbehandlung* mit homöopathischen Anti-Allergie-Verdünnungen = sanfte Umstimmung und Stabilisierung des Immunsystems gegen Allergien. Die Behandlung kann von jedem Patienten selbst zu Hause durchgeführt werden.
▷ *Exakter Anti-Allergie-Therapieplan,* der richtige Wegweiser und das sichere Konzept für den Patienten.
▷ *Der Patient ist nicht allein auf sich gestellt!*

Der moderne Hauttest:
Diagnose und Therapie durch
Provokation und Neutralisation

Überblick über das Programm und seine Durchführung

▷ Genaue Anamnese
(Erfassen der Krankengeschichte)
▷ Die Testlösungen
▷ Jedes Allergen wird einzeln auf der Haut ausgetestet
(bestmögliche Allergenerfassung durch Auslösen von
Symptomen)
▷ Das Testprotokoll
(exakte Aufzeichnungen als Grundlage für die Anti-
Allergietherapie)
▷ Die Spätablesung
(Erfassen verzögerter Reaktionen)
▷ Die Therapie
(vom Patienten selbst durchführbar mit biologischen Eigen-
injektionen oder Tropfen und Ernährungsumstellung)

Mit der neuen biologischen Allergietherapie ist der Patient
nicht allein. Der konkrete Anti-Allergieplan führt ihn Schritt
für Schritt aus der Allergie.

Genaue Anamnese
(Erfassen der Krankengeschichte)

Genaue Anamnese, was heißt das?
Es gibt sehr lange Krankengeschichten, viele Patienten wandern oft von einem Arzt zum anderen. Aber gerade dann ist es wichtig, auch das kleinste Detail zu erzählen. Zu diesem Zweck wurde ein *Anamnesebogen* entwickelt, der alle wichtigen Fragen enthält. So werden alle Fakten erfaßt, die für den Arzt von Bedeutung sind:

▷ Es werden alle Organe überprüft, die gründliche Erstuntersuchung, Darmprobleme?
▷ Laborbefunde werden eingeholt, Blutbild, Immunstatus, eventuell auch IgG-Nahrungs-Antikörpertest zur schnelleren Erfassung versteckter Allergien = verkürztes Hauttestprogramm.
▷ Die Umweltbelastung muß abgeklärt werden: Wie sieht die Wohnung aus? Schlafbereich? Elektromagnetische Felder? Wasseradern?
▷ Stromspannung im Mund – durch verschiedene Metalle?
▷ Und nicht zuletzt die seelischen Probleme, das persönliche Spannungsfeld – gibt es auch Psycho-Allergene?

Nach Erfassen aller Fragen wird der Anamnesebogen vom Arzt ausgewertet, die Therapie kann beginnen. Es folgen *Hinweise zum ersten Termin der Austestung.*
Der Provokations-Neutralisations-Hauttest, bei dem die wichtigsten Nahrungsmittel und andere Stoffe ausgetestet werden, nimmt im allgemeinen ca. 3–4 volle Tage in Anspruch. Die Testungen gehen meist über einen vollen Tag, damit möglichst viele Allergene erfaßt werden können.
Bei Kindern kann diese Testung ebenso durchgeführt werden. Das Mindestalter liegt bei fünf bis sechs Jahren, kleinere Kinder werden oft zu ungeduldig. Für Kinder werden mehrere halbe Tage zur Austestung eingeplant.

Praktische Ratschläge zum 1. Testtermin

▷ Das Frühstück vor einer Hauttestung darf ganz normal sein, wie Sie es gewohnt sind.
▷ Welche Medikamente vor einer Hauttestung abgesetzt werden sollen, entscheidet der Arzt.

▷ An den Testtagen muß auf Duftwässerchen wie Parfüm, After Shave, Haarspray und ähnliches verzichtet werden.

Bei der Hauttestung sitzen mehrere Patienten in dem eigens dafür geschaffenen Raum. Die Luft ist gefiltert und von Allergenen gereinigt.

Durch Provokation zur Neutralisation: Oft lösen bestimmte Teststoffe die jahrelangen Beschwerden aus, zum Beispiel die Kopfschmerzen oder das Schwindelgefühl. Mit der festgestellten Neutralisationsdosis kann dann dieses Symptom sofort gelöscht werden.

Sehr interessant sind die Beobachtungen bei Kindern. Wenn man Kinder ihren Namen schreiben läßt – vor Injektionen des Allergens –, ist die Schrift unauffällig. Wird nun das Allergen injiziert, so können meist Schriftveränderungen festgestellt werden, ein Zeichen der Störung durch die Allergie. Lernschwierigkeiten und Konzentrationsstörungen können so sicher aufgedeckt werden.

Die Testlösungen

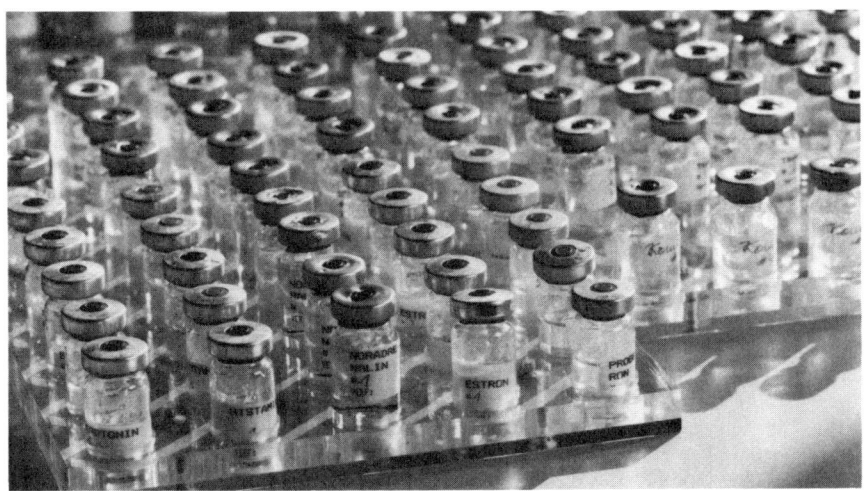

Die Testlösungen werden nach einem speziellen Verfahren ohne jegliche Zusätze hergestellt. Die Testlösungen enthalten somit keine Konservierungsstoffe und andere chemische Stabilisatoren. In der Medizin spricht man von nativen Testlösungen (= Naturtestlösungen). Dadurch können Verfälschungen vermieden werden.

61

Jedes Allergen wird einzeln auf der Haut ausgetestet

(Bestmögliche Allergieerfassung durch spontanes Auslösen von Symptomen)

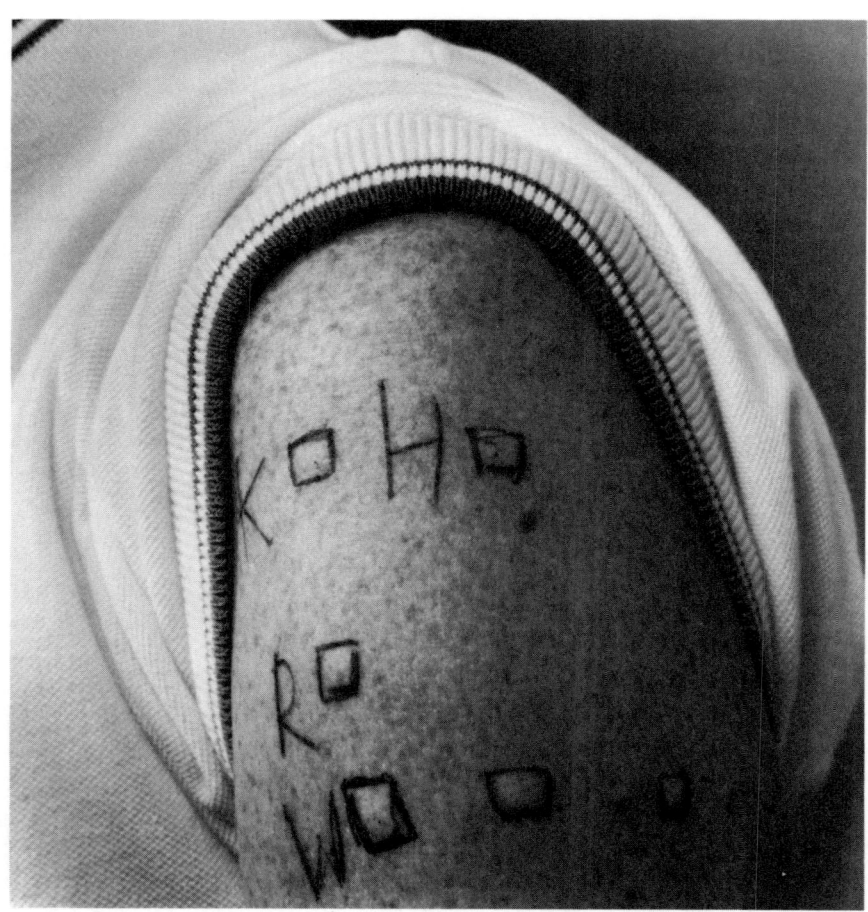

Oben wurde Kochsalz getestet (Abkürzung = K). Bei Kochsalz findet sich keine Reaktion (= keine Vergrößerung der Hautquaddel).
Darunter wurde Roggen getestet (Abkürzung = R) – keine Reaktion.
Bei Weizen (Abkürzung = W) findet sich eine deutliche Reaktion (= Vergrößerung der Hautquaddel). Daraufhin werden Verdünnungen von Weizen getestet, bis keine Reaktion mehr auftritt, d. h., bis keine Vergrößerung mehr sichtbar ist.

Jedes Nahrungsmittel wird mit Hilfe von Injektionen *einzeln* auf der Haut getestet. Dies ermöglicht das Erfassen allergischer Reaktionen anhand der ausgelösten Symptome (zum Beispiel spontane Kopfschmerzen) auch dann, wenn die Haut keine Reaktion anzeigt.

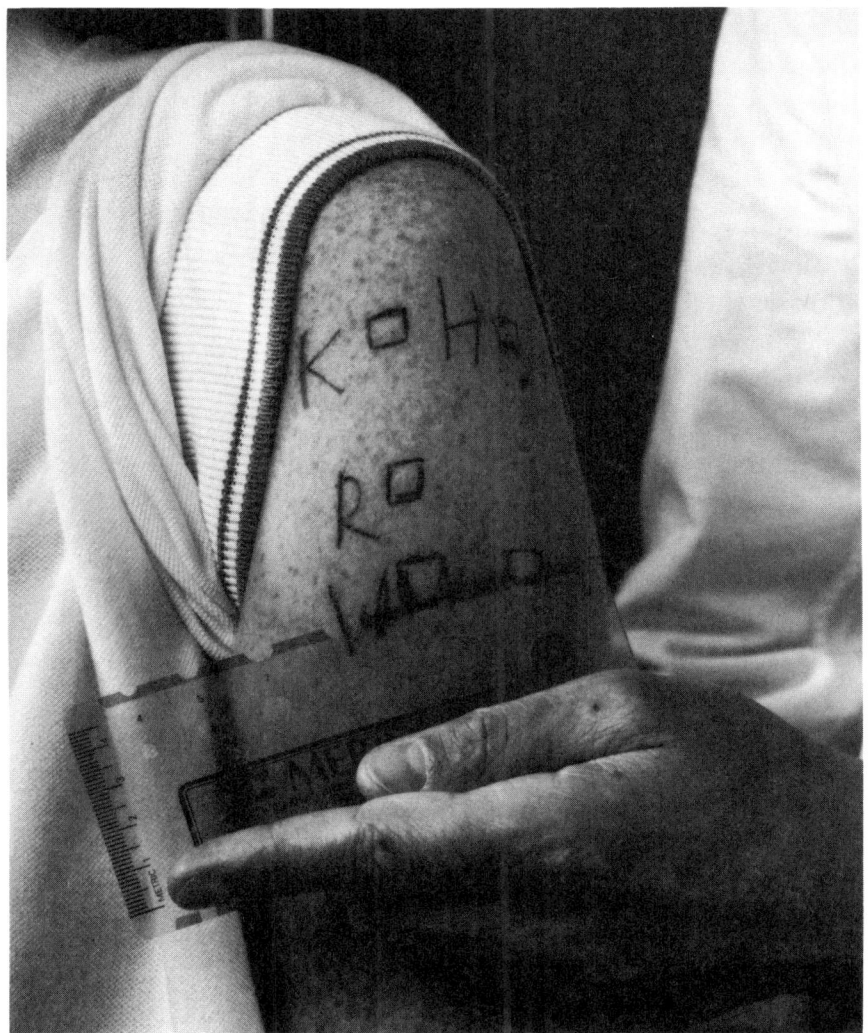

Das Ablesen der Testreaktion: Die Hautquaddeln werden unmittelbar nach dem Einspritzen und nochmals nach 10 Minuten abgemessen.

Das Testprotokoll

(Exakte Aufzeichnungen als Grundlage für die Anti-Allergietherapie)

Zu jedem Allergen werden eingetragen:

▷ die Uhrzeit, wann die Testlösungen injiziert werden,
▷ die Testdosis,
▷ die Größe der Hautquaddel direkt nach dem Einspritzen und zehn Minuten danach,
▷ die Symptome, falls welche ausgelöst werden.

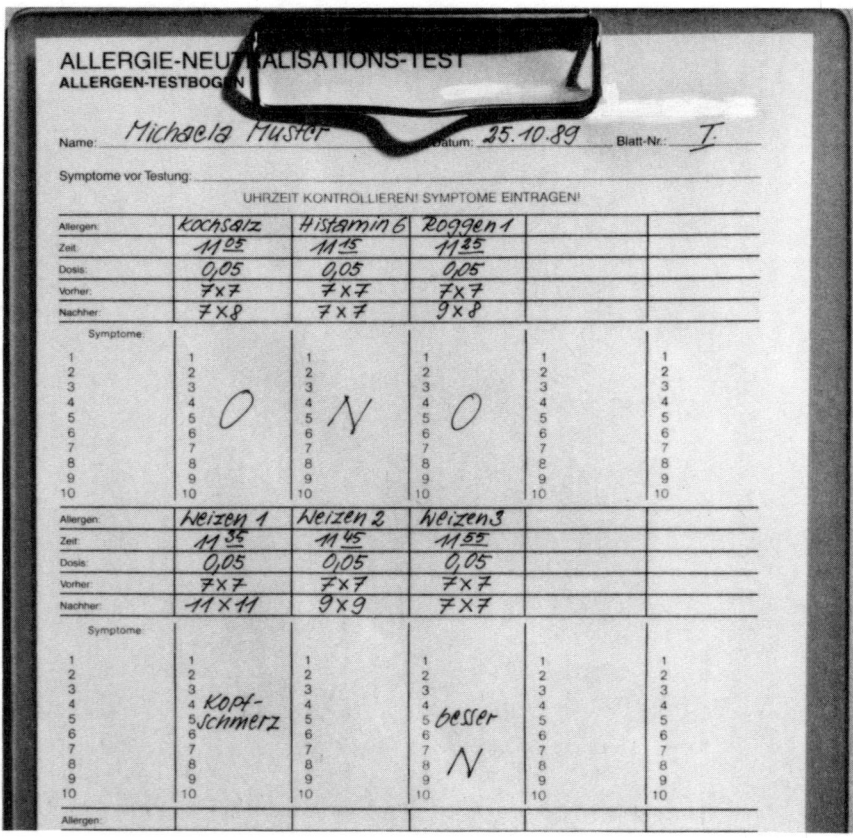

Die Testergebnisse werden exakt aufgezeichnet und dienen als Grundlage für die Anti-Allergietherapie.

Die Spätablesung

(Erfassen verzögerter Reaktionen)

Die Spätablesung erfolgt immer erst am nächsten Tag. Durch diese Nachkontrolle werden Spätreaktionen erfaßt. Diese geben wichtige Hinweise auf verzögerte und versteckte Allergien. Entsprechende Hautreaktionen werden ebenso im Testprotokoll festgehalten.

Die Therapie

(Vom Patienten selbst durchführbar mit biologischen Eigeninjektionen oder Tropfen und Ernährungsumstellung)

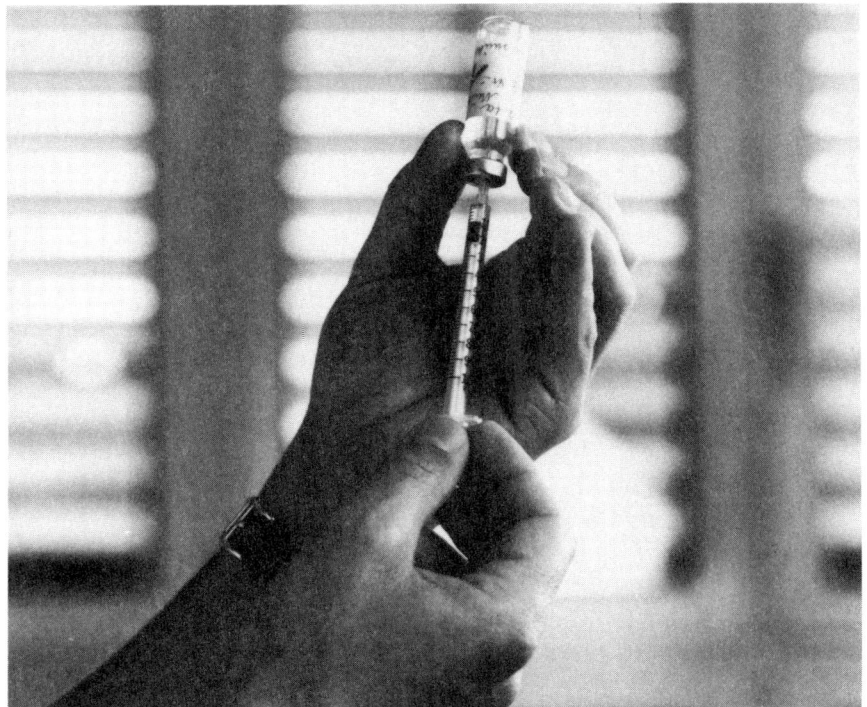

Das Aufziehen der Spritze: Die Neutralisationslösung wird in einer sterilen Einmalspritze vom Patienten aufgezogen.

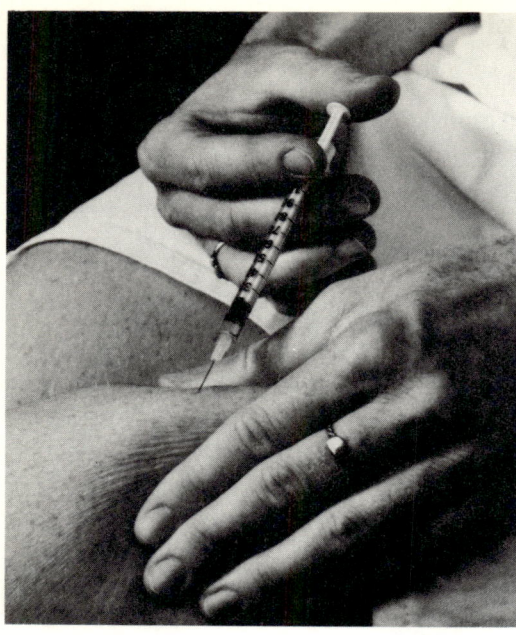

Die Neutralisationsdosis wird vom Patienten unter die Haut injiziert.

Die Therapie (biologische Eigeninjektionen oder Tropfen, gemeinsam durchgeführt mit der Ernährungsumstellung) muß je nach Schweregrad der Beschwerden ca. sechs bis zwölf Monate durchgeführt werden. Durch diese Umstellung wird das *Immunsystem entlastet und stabilisiert.* Allergien können abgebaut werden.

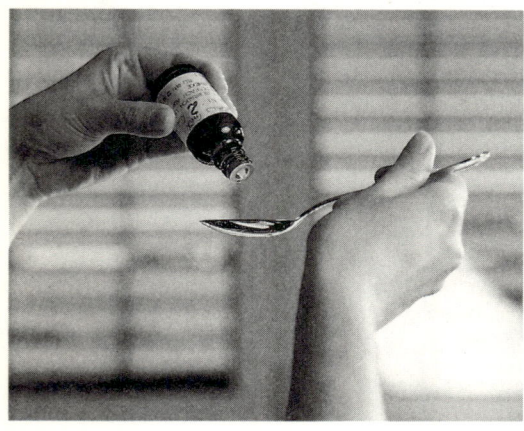

Tropfeneinnahme: Empfindliche Personen oder Kinder können die Neutralisationsverdünnung auch in Form von Tropfen einnehmen.

Die Neutralisationsbehandlung

Bei der Neutralisationslösung handelt es sich um die individuell ausgetesteten homöopathischen Verdünnungen der wichtigsten Allergene. Diese Dosis wird beim Provokations-Neutralisations-Test für jeden einzeln ausgetestet. So kann jeder selbst die Neutralisationsbehandlung im Rahmen einer mehrmonatigen Eigentherapie durchführen.
Nach sechs Monaten wird eine gezielte Kontrolltestung durchgeführt. Die Allergie hat sich dann meist um eine bis zwei Verdünnungsstufen gebessert. Falls noch erforderlich, werden neue Behandlungslösungen rezeptiert.
Diese Neutralisationsbehandlung wird in den USA seit mehr als zwanzig Jahren mit Erfolg angewendet.

Die Ernährungsumstellung nach dem IMMUN-DIÄT-SYSTEM
(Individuell erstellt nach den Ergebnissen des Provokations-Neutralisations-Hauttests)

Nach Beendigung der Hauttestung ist das Testprotokoll die Auswertungsgrundlage zur Erstellung eines individuellen Ernährungsplans – des Anti-Allergieplans.
Wichtig: Während der ersten vier Monate muß der Ernährungsplan strikt eingehalten werden. Andernfalls können Reaktionen den Therapieerfolg gefährden.
Der Anti-Allergieplan erfüllt folgende Aufgaben:

▷ Er ist Ernährungsführer.
▷ Er ist Ratgeber zur Injektion und Tropfeneinnahme.
▷ Er ist wichtiges Protokoll für eventuelle Reaktionen, die auftreten.
▷ Er ist Terminplan für die wichtigen Termine zur Überwachung der biologischen Allergietherapie durch ihren Arzt.

Der moderne Bluttest: Diagnose und Therapie durch IgG-Nahrungs-Antikörper

(Siehe auch Abbildung auf Seite 70/71)

Überblick über das Programm und seine Durchführung

▷ *Frühzeitige Diagnose ist wichtig*
▷ *Ernährungsumstellung als Grundlage der Therapie*
▷ *Die Durchführung des Tests*
▷ *Das Testergebnis und seine Auswertung*
▷ *Was unterscheidet den Hauttest vom Bluttest?*

Frühzeitige Diagnose ist wichtig

Die Diagnostik von nahrungsspezifischen IgG-Nahrungs-Antikörpern in der Medizin – besonders in der Allergologie – nimmt immer mehr an Bedeutung zu. In den USA wenden Allergiespezialisten schon seit vielen Jahren dieses wichtige Verfahren zur Ergründung versteckter Allergien und dadurch entstandener, chronischer Erkrankungen an.

Durch IgG-Nahrungs-Antikörper im Blut kommt es zur Überforderung des Immunsystems. Die dadurch geschwächte Immunabwehr wird zur Zielscheibe verschiedener Krankheiten und Allergien. *Chronische Krankheiten,* zum Beispiel Migräne, Rheuma, Arthritis, Asthma, chronischer Schnupfen, Gewichtsprobleme und Hautkrankheiten, können durch IgG-Nahrungs-Antikörper entstehen.

Eine Heilung von chronischen Krankheiten und Nahrungsallergien ist nur dann möglich, wenn die Ursachen – und dazu zählen auch oft die IgG-Nahrungs-Antikörper – erkannt und ausgeschlossen werden. Deshalb ist eine frühzeitige Diagnose von IgG-Nahrungs-Antikörpern besonders wichtig.

Bei den bisher üblichen Bluttests zur Erfassung von Allergien wurden gewöhnlich die IgE-Antikörper (= Immunglobulin E) erfaßt, so wie das beispielsweise beim »Rast-Test« geschieht. Durch Immunglobulin E werden aber nur die *akuten* Allergien, zum Beispiel eine Erdbeerallergie, nachgewiesen. Versteckte und verzögerte Allergien können mit einer IgE-Antikörper-Bestimmung *nicht* nachgewiesen werden.

Ein weiterer Allergie-Bluttest, der »Zyto-Toxic-Test«, ist bei der Diagnostik von Nahrungsmittelallergien nur bedingt brauchbar. Bei dieser Methode werden einige Tropfen Blut mikroskopisch nach Zellreaktionen untersucht. Die Ergebnisse sind ungenau und ohne Allergiegradangabe, so daß sich eine Therapie sehr schwierig gestaltet.

Ernährungsumstellung als Grundlage der Therapie

Die Ernährungsumstellung auf der Basis des IMMUN-DIÄT-SYSTEMS ist Grundlage zur Therapie nach einem IgG-Nahrungs-Antikörpertest. Unter Ausschluß der IgG-Nahrungs-Antikörper ist die Ernährungsumstellung nach dem IMMUN-DIÄT-SYSTEM noch gezielter und noch effektiver. Das Immunsystem kann sich ohne Einwirkung der Antikörper schneller und besser regenerieren. Die allgemeine Immunabwehr wird gestärkt, der Gesundheitszustand stabilisiert sich, Allergien können abgebaut werden.

Was haben IgG-Nahrungs-Antikörper mit Übergewicht zu tun?

IgG-Nahrungs-Antikörper sind auch *Stoffwechselblockaden!* Ein gestörter Stoffwechsel nimmt jeder Hungerkur ihre Wirkung! IgG-Nahrungs-Antikörper im Blut − bedeutet, daß permanent Immunreaktionen ausgelöst werden, Immunkomplexe werden gebildet und blockieren den Stoffwechsel (siehe Seite 70/71).

Der moderne Allergie-Bluttest

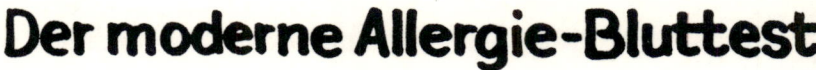

Einseitige Ernährung

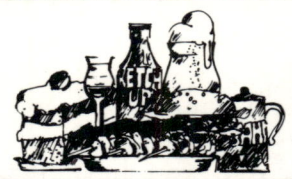

Darmstörung

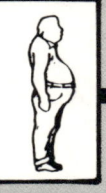

Überforderung des Immunsystems

Diagnose und Therapie
durch Erkennen
und Ausschließen von
IgG-Nahrungs-Antikörpern

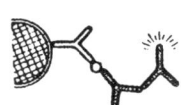

Bildung von IgG-Nahrungs-Antikörpern

Bildung von IgG-Immun-komplexen =Nahrungsallergie

Der Boden, auf dem chronische Krankheiten entstehen können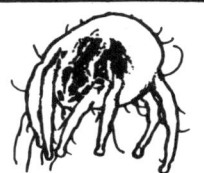

Stoffwechselblockaden Verschlackung – Gewichtsprobleme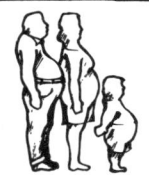

Durch den Abbau von Nahrungs-Antikörpern wird der Stoffwechsel angeregt und die Entgiftung gefördert. Mit einer Ernährungsumstellung nach dem IMMUN-DIÄT-SYSTEM und durch Ausschließen der IgG-Nahrungs-Antikörper ist eine gesunde und schnelle Gewichtsabnahme gewährleistet.

> Es sind hochkomplizierte Vorgänge, welche über das Immunsystem ablaufen. Wir sollten die Möglichkeiten moderner Diagnostik nutzen, um unsere *Immunabwehr im Lot* zu halten.

Die Durchführung des Tests

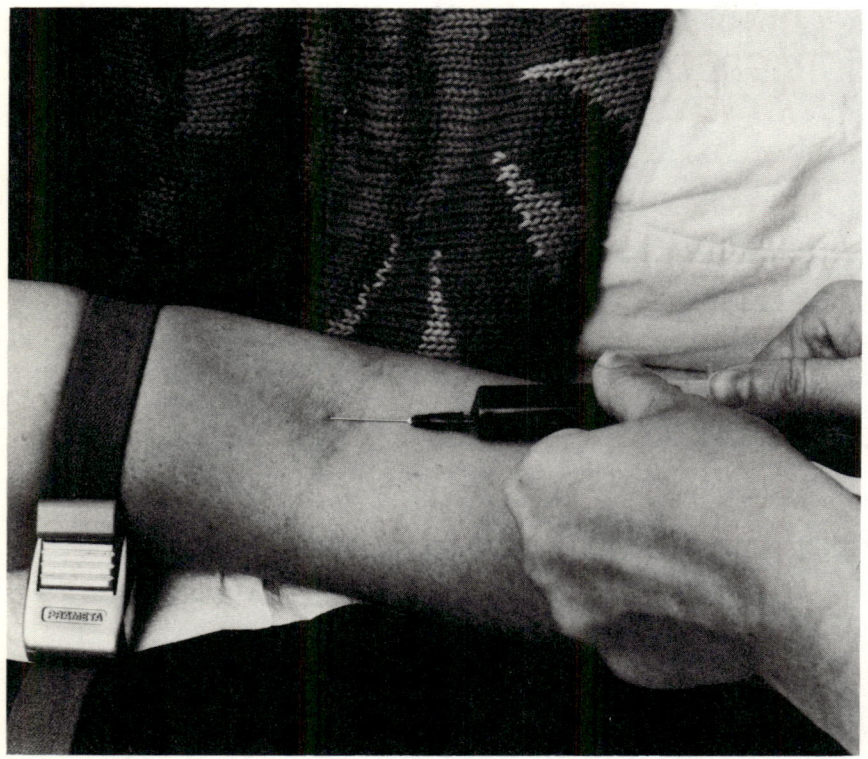

Für den IgG-Nahrungs-Antikörpertest sind 10 ml Blut erforderlich. Die Blutentnahme erfolgt durch den Hausarzt.

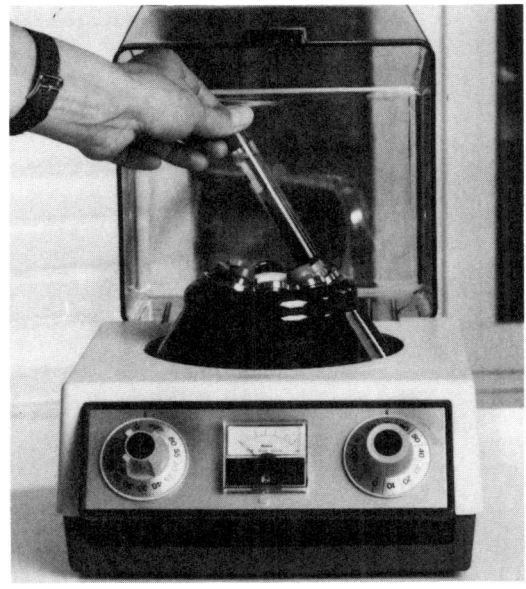

Die Blutprobe muß durch Zentrifugieren stabilisiert und in speziellen Blutröhrchen sofort in das Speziallabor zur Analytik weitergeleitet werden.

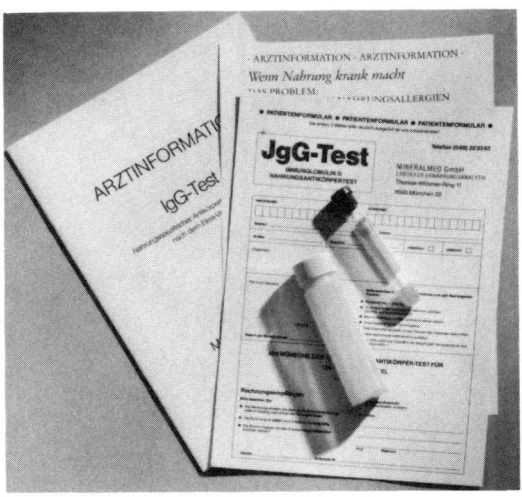

Versandunterlagen für den IgG-Nahrungs-Antikörpertest (Bezugsnachweis siehe Seite 141)

Wichtig für die Durchführung des IgG-Nahrungs-Antikörpertests:

1. Das Anfordern der Informations- und Versandunterlagen.
2. Kontaktieren Sie Ihren Hausarzt zur Blutabnahme.
3. Sie erhalten Ihr Testergebnis und den speziellen Ernährungsplan nach dem IMMUN-DIÄT-SYSTEM.

Das Testergebnis und seine Auswertung

Der IgG-Nahrungs-Antikörpertest erfaßt 100 Nahrungsmittel.

Ahornsirup	Erdbeere	Krabbe	Rind
Ananas	Essig	Kuhmilch	Roggen
Apfel	Fenchel	Kümmel	Rosinen
Aprikose (+1)	Forelle	Lachs	Schafskäse
Artischocke	Garnele	Lamm	Schokolade
Auberginen (+3)	Gerste	Lauch	Schwein
Avokado	Gurken	Leinsamen	Sellerie
Backhefe (+1)	Hafer	Limone	Senf
Banane	Haselnuß	Linsen	Sesam
Beete(rot)	Heilbutt	Mais	Soja
Bierhefe	Hering	Malz	Sonnenblume
Birne	Hirse	Mandel	Sonnenblumenöl
Blumenkohl	Hopfen	Melone	Spargel
Bohnen(gelb)	Huhn	Olive	Spinat
Bohnen(grün)	Kabeljau	Orange	Tee(schwarz)
Bohnen(weiß)	Kaffee	Paprika	Thunfisch
Brokkoli	Kakao	Pflaume	Tomate
Buchweizen	Kamille	Pfeffer(grün)	Walnuß
Chicoree	Karotte	Pfeffer(schw.)	Weintraube
Chinakohl	Kartoffel	Pfeffer(weiß)	Weizen
Curry	Kiwi	Pfefferminz	Ziegenmilch
Dinkel	Knoblauch	Pfirsich	Zitrone
Ei	Kohlrabi	Pute	Zucchini
Ente	Kokosnuß	Reis	Zucker
Erbse	Kopfsalat	Rettich	Zwiebel

Bewertung : O = unterhalb der Nachweisgrenze
1 — 4 = Ansteigende Antikörperspiegel

Die Ergebnisauswertung

Was sagen nun die Ergebnisse aus?

Beispiel

(Ausschnitt einer IgG-Testauswertung)
Es wurden festgestellt:

IgG-Antikörper bei Aprikose   29,5% = + 1
IgG-Antikörper bei Aubergine   54,5% = + 3
IgG-Antikörper bei Backhefe   27,3% = + 1
usw.

IgG – Nahrungs – Antikörpertest
(Ausschnitt)

Position	getestete NAHRUNGSMITTEL (A–E)	MESSWERT (in %)	GRENZBEREICH	STÄRKEGRADE 0	+1	+2	+3	+4
01	AHORNSIRUP	9,5						
02	ANANAS	4,5						
03	APFEL	7,5						
04	APRIKOSE	29,5						
05	AUBERGINE	54,5						
06	AVOKADO	18,0						
07	BACKHEFE	27,3						
08	BANANE	28,4						

75

Die Therapie

Der individuelle Ernährungsplan nach dem IMMUN-DIÄT-SYSTEM, abgestimmt auf das IgG-Nahrungs-Antikörper-Testergebnis

▷ Nahrungsmitteln, gegen welche der Körper bereits hohe IgG-Nahrungs-Antikörper gebildet hat, sollten nach Möglichkeit für ca. 3–6 Monate gemieden werden. Mit den übrigen Nahrungsmitteln wird dann nach dem Schema des IMMUN-DIÄT-SYSTEMS die Rotationsernährung durchgeführt.

▷ Wurden nur sehr niedrige IgG-Nahrungs-Antikörper nachgewiesen, so genügt die Ernährungsumstellung nach dem IMMUN-DIÄT-SYSTEM, um diese leichten Ansätze einer Nahrungsunverträglichkeit zu korrigieren.

▷ Die Ernährungsumstellung ist auch *vorbeugende* Maßnahme gegen den Verschleiß des Immunsystems durch IgG-Nahrungs-Antikörper.

Die Therapie besteht also in der grundsätzlichen Ernährungsumstellung nach dem IMMUN-DIÄT-SYSTEM unter Ausschluß der Nahrungsmittel, gegen welche IgG-Nahrungs-Antikörper nachgewiesen wurden. Diese Therapie dauert ca. drei Monate, in schwierigen Fällen bis zu sechs Monaten.

Durch Ernährungsumstellung nach dem Rotationsprinzip des IMMUN-DIÄT-SYSTEMS werden die IgG-Nahrungs-Antikörper aus dem Körper ausgeschlichen, das Immunsystem kann sich erholen und regenerieren.

Beispiel: Ein Rotations-Übersichtsplan mit Allergiegradangabe des IgG-Testergebnisses. Eine genaue Erläuterung gehört zu jedem Plan. ▷

IHR PERSÖNLICHER SPEISEPLAN NACH DEM IMMUN-DIÄT-SYSTEM

Tag 1	Tag 2	Tag 3	Tag 4
1. Milchprodukte			
Kuhmilch		Ziegenmilch/Käse	Sojamilch
		Schafskäse	
2. Fleisch/Fisch			
Rind	Schwein	Ente	Garnele
	Hering	Huhn	Kabeljau
	Lachs	Lamm	Heilbutt
	Forelle	Pute	Krabbe
	Thunfisch		
3. Getreide			
Dinkel	Leinsamen	Mais	Reis
Gerste	Buchweizen	Hafer	Sesam
Roggen		Hirse	Sojaflocken
Weizen			
4. Gemüse/Salat			
Artischocke	**Auberginen +3**	Avokado	Bohnen(gelb)
Chicoree	Fenchel	Kopfsalat	Linsen
Gurken	Karotte	Spargel	Bohnen(grün)
Lauch	Sellerie	Spinat	Bohnen(weiß)
Zucchini	Tomate	Beete(rot)	Brokkoli
Zwiebel	Blumenkohl		Chinakohl
	Kartoffel		Kohlrabi
			Erbse
			Rettich
5. Früchte			
Apfel	Orange	Pflaume	Rosinen
Aprikose +1	Zitrone	Ananas	Banane
Birne		Pfirsich	Weintraube
Erdbeere			Limone
Kiwi			
Melone			
6. Nüsse/Öle			
Mandel	Erdnuß	Kokosnuß/Fett	Walnuß
Olivenöl		Sonnenblumenöl	Haselnuß
		Sonnenbl.Kerne	
7. Gewürze			
Olive	Kümmel	Minze	Essig
	Paprikaschote	Curry	Senf
	Pfeffer(weiß)	Knoblauch	
	Pfeffer(schwarz)		
	Pfeffer(grün)		
8. Getränke			
Kakao		Kaffee	Tee(schwarz)
Malzgetränke		Pfefferminz	Hopfen(Bier)
		Kamille	
9. Sonstiges			
Ahornsirup		Zucker	
Backhefe +1		Ei	
Bierhefe			
Schokolade			

Was unterscheidet den Hauttest vom Bluttest?

Der Unterschied vom Provokations-Neutralisations-Hauttest zum IgG-Nahrungs-Antikörpertest läßt sich wie folgt zusammenfassen:

▷ Beim Provokations-Neutralisations-Hauttest können alle Nahrungsmittel, sowie Pollen, Gräser, Tierhaare, chemische Stoffe usw. auf der Haut nach Reaktionen ausgetestet werden:
Dies geschieht nach homöopathischen Regeln, jeder Stoff wird einzeln getestet. Die Neutralisationsdosis ist gleichzeitig die Rezeptur für die Weiterbehandlung mit Tropfen oder Spritzen (= biologische Arznei). Das Testprotokoll ist Basis zur Ernährungsumstellung.

▷ Beim IgG-Nahrungs-Antikörpertest, der modernen Methode zur Erfassung nahrungsspezifischer Antikörper im Blut, werden 100 Nahrungsmittel auf Antikörper untersucht. Es wird festgestellt, ob sich gegen bestimmte Nahrungsmittel bereits Nahrungs-Antikörper gebildet haben. Dies ist eine wichtige Kontrolluntersuchung im Kampf gegen die Überforderung des Immunsystems.
Der IgG-Nahrungs-Antikörpertest ist oft Basis oder Ergänzung zum Provokations-Neutralisations-Hauttest.

Provokations-Neutralisations-Hauttest
+ IgG-Nahrungs-Antikörpertest
= Verkürztes Hauttestprogramm

Die Erfassung des Mineralstoffhaushalts

Die Bedeutung des Mineralstoffhaushalts

Die Feststellung des Mineralstoffstatus unseres Körpers ist eine zusätzliche Maßnahme der biologischen Allergietherapie, mit der der Provokations-Neutralisations-Hauttest und der IgG-Nahrungs-Antikörpertest unterstützt werden können.
Mineralstoffe und Spurenelemente sind lebensnotwendige Nährstoffe, die der Körper täglich aus der Nahrung benötigt. *Würde nur ein einziges Spurenelement im Körper fehlen, wären wir nicht lebensfähig.* Dies verdeutlicht die immense Bedeutung, die diese Nährstoffe für unsere Gesundheit haben. Alle Organe und Gewebe unseres Organismus benötigen diese unersetzlichen Stoffe. Auch unser Immunabwehrsystem funktioniert nur, wenn es die Mineralstoffe und Spurenelemente aus der Nahrung in ausreichender Menge bekommt.
Bei Allergien verbraucht das Immunsystem durch seine Überreaktionen und die schädlichen, über das Ziel weit hinausschießenden Abwehranstrengungen erheblich größere Mengen an Mineralstoffen und Spurenelementen. Dies kann zu massiven Störungen im Mineralhaushalt führen. Werden diese Nährstoffe nicht in

entsprechenden Mengen zugeführt, können sich leicht *Defizite*
und *Mängel* einschleichen, welche wiederum das Abwehrsystem
schwächen. Dies kann in einen Teufelskreis führen, der durchbrochen werden muß.

Die übliche Blutanalyse zur Erfassung des Mineralhaushaltes ist
oft wenig hilfreich, da sie nur die Tageskondition anzeigt. Empfehlenswert dagegen ist die Mineralstoffanalyse aus dem Haar, weil
sie den Querschnitt des Mineralhaushalts der letzten Monate
wiederspiegelt.

Fallbeispiel einer Mineralstoffanalyse aus dem Haar mit medizinischer Beurteilung

Die Beispiele sollen zeigen, wie Verschiebungen im Mineralhaushalt nachgewiesen und beurteilt werden. Ein unausgewogener
Mineralhaushalt führt oft zur allergischen Entgleisung.

Medizinische Beurteilung

(Siehe dazu Analyse 2: Neurodermitis auf Seite 83.)

Auffällige Werte

Besonders auffällig sind die hohen Calcium- und Zinkwerte. Diese
hohen Werte bedeuten, daß Calcium und Zink vermehrt im Körper
umgesetzt und über die Haare ausgeschieden werden (= hoher
Verbrauch).

Calcium wird von unserem Abwehrsystem für zahlreiche Enzymfunktionen benötigt. Insbesondere hat es antiallergische Wirkungen. Das Immunsystem benötigt sozusagen Calcium in erhöhten
Mengen, um die eigenen allergischen Entgleisungen zu dämpfen.
Wird Calcium nicht ausreichend zugeführt, holt sich der Körper
das Calcium aus den Knochen. Daraus kann sich insbesondere bei
Frauen leicht eine Osteoporose entwickeln.

Hohe Calciumhaarspiegel finden sich auch bei Belastungen durch
Umweltgifte oder Dauerstreß.

Zink ist ebenfalls ein wichtiger Immunbaustein. Der hohe Zink-haarspiegel signalisiert Überreaktionen des Abwehrsystems. Es ist in diesem Fall ebenfalls wichtig, Zink – am besten in Tabletten-form – zusätzlich einzunehmen.

Stärker erniedrigte Werte

Stärker erniedrigt sind ferner die Haarspiegel von Chrom, Selen, Silizium und Vanadium. Besonders bei den Spurenelementen Chrom und Selen weist dies auf einen Mangel hin.

Chrom ist notwendig für den Kohlenhydrathaushalt. Bei Nah-rungsallergien sind Schwankungen des Blutzuckers häufig, insbe-sondere Unterzuckerzustände (= Hypoglykämie). Hierbei kann Chrommangel eine Rolle spielen. Chrommangel entsteht meist durch übermäßigen Verzehr von Süßigkeiten, Backwaren oder Weißmehlprodukten. Diese enthalten nur wenig Chrom, hingegen benötigt der Organismus für ihre Verwertung viel Chrom (= er-höhter Chromverbrauch). Dieses Mißverhältnis ist häufig Ursache von Chromdefiziten.

Selen ist besonders wichtig für das Abwehrsystem. Studien haben gezeigt, daß Selenmangel Krebserkrankungen, Herzinfarkt oder chronische Gelenkkrankheiten begünstigt. Auch bei Allergien ist es wichtig, Selen in Tablettenform zuzuführen, da die tägliche Nahrung viel zuwenig Selen enthält.

Die Bedeutung von *Silizium*- und *Vanadium*-Haarspiegeln ist in dieser Analyse nur wenig aussagekräftig.

Mäßig erniedrigte Werte

Mäßig nieder sind die Haarspiegel von Eisen, Mangan und Kobalt.

Eisen ist besonders bei Frauen im gebärfähigen Alter wichtig, da häufig ein versteckter Eisenmangel vorliegt (Eisenverlust durch monatliche Blutung). Eisen hilft bei der Abwehr giftiger Schwer-metalle und gegen Infekte.

Mangan steht in Zusammenarbeit mit Calcium und kann bei Asthma bronchiale und Gelenkentzündungen helfen.

Kobalt sollte als Vitamin B_{12} zugeführt werden. Es ist empfehlens-wert, zusätzlich Folsäure einzunehmen. Folsäure arbeitet mit Vit-amin B_{12} zusammen und hilft bei chronischen Entzündungen und Hautkrankheiten.

Analyse 1: Ein Idealfall

MINERALSTOFFANALYSE

HAAR ⬚

ESSENTIELLE MINERALSTOFFE

MINERAL	Meßwert	Signi-fikant	Suboptimal	OPTIMAL	Suboptimal	Signi-fikant	Optimal-Ber.
Calcium	700.00						340- 780
Magnesium	89.00						35- 140
Natrium	88.00						20- 125
Kalium	75.00						10- 85
Kupfer	42.00						12- 60
Zink	150.00						120- 180
Eisen	5.40						6- 23
Mangan	0.35						0.30-2.00
Chrom	0.65						0.60-1.10
Kobalt	0.20						0.10-0.35
Lithium	0.20						0.01-0.45
Molybdän	0.90						0.25-1.65
Phosphor	130.00						100- 180
Selen	0.30						0.15-0.60
Silizium	6.00						4- 10
Vanadium	0.10						0.05-0.25

signifikant = stärker abweichend / suboptimal = vom Optimalbereich leicht abweichend

MINERALQUOTIENTEN

Ca/Mg	7.87	4 -	17
Ca/P	5.38	2 -	9
Ca/Mn	2000.00	200 -	2400
Mg/K	1.19	0.6 -	10
Na/K	1.17	1.0 -	5.7
Zn/Cu	3.57	4.0 -	13.0

HERZINFARKTRISIKO

Magnesium 89.00 Die Auswertung dieser Angaben
Kupfer 42.00 im Hinblick auf das Herzinfarkt-Risiko
Barium 1.10 erfolgt durch Ihren Hausarzt.
Strontium 1.00
Ca / Mg 7.87

TOXISCHE MINERALSTOFFE

Toxisches Mineral	Meßwert		Mittel	Hoch
Blei	0.800			
Arsen	0.400			
Quecksilber	0.300			
Cadmium	0.200			
Aluminium	0.800			
Nickel	0.200			
Beryllium	0.080			
Total Toxics				

Allgemeiner Hinweis — Toxischer Bereich : Blei (15),Arsen (7),
Quecksilber (2.5), Cadmium (1.0),Aluminium (20),Nickel (2.0),
Beryllium (0.1).Alle Zahlenangaben in ppm (parts per million)

Ausgewogener Mineralstoffhaushalt: Sämtliche Werte der Mineralstoffe
(Meßwerte) liegen im Optimalbereich.

82

Analyse 2: Neurodermitis

MINERALSTOFFANALYSE

HAAR ☐

ESSENTIELLE MINERALSTOFFE

MINERAL	Meßwert	Signi-fikant	Suboptimal	OPTIMAL	Suboptimal	Signi-fikant	Optimal-Ber.
			Tief		Hoch		
Calcium	2850.00						340- 780
Magnesium	45.00						35- 140
Natrium	25.00						20- 125
Kalium	30.00						10- 85
Kupfer	50.00						12- 60
Zink	369.00						120- 180
Eisen	5.00						6- 23
Mangan	0.15						0.30-2.00
Chrom	0.05						0.60-1.10
Kobalt	0.08						0.10-0.35
Lithium	0.10						0.01-0.45
Molybdän	1.03						0.25-1.65
Phosphor	120.00						100- 180
Selen	0.05						0.15-0.60
Silizium	1.00						4- 10
Vanadium	0.01						0.05-0.25

signifikant = stärker abweichend / suboptimal = vom Optimalbereich leicht abweichend

MINERALQUOTIENTEN   HERZINFARKTRISIKO

	Meßwert		
Ca/Mg	63.33	4 --	17
Ca/P	23.75	2 --	9
Ca/Mn	9000.00	200 --	2400
Mg/K	1.50	0.6 --	10
Na/K	0.83	1.0 --	5.7
Zn/Cu	7.38	4.0 --	13.0

Magnesium 45.00 Die Auswertung dieser Angaben
Kupfer   50.00 im Hinblick auf das Herzinfarkt-Risiko
Barium   1.10 erfolgt durch Ihren Hausarzt.
Strontium 1.00
Ca / Mg   63.33

TOXISCHE MINERALSTOFFE

Toxisches Mineral	Meßwert		Mittel	Hoch
Blei	5.000			
Arsen	1.000			
Quecksilber	1.200			
Cadmium	0.400			
Aluminium	3.000			
Nickel	0.500			
Beryllium	0.030			
Total Toxics				

Allgemeiner Hinweis — Toxischer Bereich : Blei (15),Arsen (7),
Quecksilber (2.5), Cadmium (1.0),Aluminium (20),Nickel (2.0),
Beryllium (0.1).Alle Zahlenangaben in ppm (parts per million)

Eine Allergie hat das Mineralbild verschoben (Erläuterungen Seite 80).

Die Gesamtbelastung (= total toxics) der giftigen Spurenelemente

ist leicht erhöht. Dies kann auf eine Belastung der Luft (zum Beispiel Wohnen in der Nähe eines Industriegebietes, in Großstädten) oder des Trinkwassers hinweisen.

Substitutionsempfehlung

Um Verschiebungen im Mineralhaushalt wieder auszugleichen, müssen die Mineralstoffe in einem ausgewogenen Verhältnis zugeführt werden. Das heißt, es muß immer zuerst mit einem Basis-Präparat der Mineralhaushalt angehoben werden, zusätzlich werden dann bei größeren Verschiebungen noch einzeln die Mineralstoffe verordnet.

Im Beispiel dieser Mineralstoffverschiebung durch eine Allergie sollten vom Arzt verordnet werden:

Basis-Vitamin-Mineral 3 × 2 nach dem Essen
Vitamin-C-gepuffert   2 × 1 nach dem Essen
(Beachten Sie dazu auch das große Nahrungsergänzungsschema auf Seite 86.)

Die Durchführung der Mineralstoffanalyse aus dem Haar

Zur Durchführung der Mineralstoffanalyse aus dem Haar werden Versandunterlagen benötigt, die auch alle entsprechenden Anweisungen enthalten. (Beachten Sie dazu die Kontaktadresse auf Seite 141.) Die Analyse kann über den Hausarzt oder direkt über ein Speziallabor durchgeführt werden. Eine ausführliche, allgemeine Interpretation wird mitgeliefert, sie gibt weitere wichtige Aufschlüsse zum Testergebnis.

Auch die Ernährungsumstellung, aufgebaut auf den Ergebnissen aus der Mineralstoffanalyse aus dem Haar, befolgt die Ernährungsrichtlinien des IMMUN-DIÄT-SYSTEMS. Zu jeder Auswertung werden Ernährungsempfehlungen und ein Rotations-Übersichtsplan mitgeliefert. Zusätzliche Nährstoffe sollten dann vom Hausarzt rezeptiert werden.

Ernährungsumstellung nach dem IMMUN-DIÄT-SYSTEM
+ Substitution von Mineralstoffen und Vitaminen

= Ausgleich des Mineralhaushalts, ein wichtiger Schritt aus der Allergie!

Die Nahrungsergänzung

Die Nahrungsergänzung besteht aus Rezepturen auf der Basis langjähriger Erfahrung amerikanischer Ärzte. Sie ist auf biologische Weise, also ohne chemische Zusatzstoffe wirksam.
(Siehe Schema auf Seite 86.)

Warum sollen Nährstoffe zusätzlich eingenommen werden?

Unser Abwehr- und Entgiftungssystem arbeitet mit Hilfe zahlreicher Enzyme, die Stoffwechselreaktionen steuern. Mit ihrer Hilfe werden nicht nur Giftstoffe beseitigt, sondern es wird auch die tägliche Nahrung verwertet. Bei chronischer Giftstoffbelastung können diese Entgiftungskanäle verstopfen, wodurch gleichzeitig der gesamte Stoffwechsel aus dem Gleichgewicht kommt. Überempfindlichkeitsreaktionen gegen die Nahrung können die Folge sein.
Die Belastbarkeit der Entgiftungskanäle hängt stark von der Aktivität der Enzyme ab, die von Vitaminen und Mineralstoffen gesteuert wird. Diese Nährstoffe sitzen in den aktiven Zentren der Enzyme. *Ein Enzym kann nur dann Entgiftungsreaktionen zum Ablauf bringen, wenn der jeweilige Nährstoff ausreichend vorhanden ist.* Besteht ein Mangel, kommt die Entgiftung ins Stocken, und Giftstoffe können sich im Körper anreichern.

Nahrungsergänzungsschema

Nährstoffe	Wirkung	Dosis
Basis-Vitamin-Mineral + Kupfer + Eisen	Basis-Kombination – enthält die wichtigen Mineralstoffe und Vitamine im ausgewogenen Verhältnis. Wichtig zur Stabilisierung und Entgiftung.	Mit 1 Kapsel beginnen, langsam auf erforderliche Dosis steigern
Antioxidantien	Schützen vor toxischen Stoffen, welche bei Allergien frei werden (= freie Radikale); helfen gegen Giftstoffe.	Mit 1 Kapsel beginnen, langsam auf angegebene Dosierung steigern
Vitamin-C-gepuffert	Stärkt die T-Zellen des Abwehrsystems; hilft gegen Überempfindlichkeitsreaktionen.	1–2 Kapseln täglich
Vital-Dophilus	Enthalten die Milchsäurebakterien für die Darmflora auf hypoallergener Gemüsebasis; nicht auf Milch-, Hefe- oder Sojabasis.	2 Kapseln täglich
Haifisch-Lecithin	Haifischöl enthält Squalen, welches die Abwehrkraft der Makrophagen des Immunsystems steigert. Hilft gegen krankmachende Immunkomplexe; Lecithin unterstützt Leber-Entgiftung und die Nervenfunktion.	2×2 Kapseln täglich

Schleichende Nährstoffmängel sind bei Allergien die Regel.

1. Das überaktive Immunsystem verbraucht Nährstoffe in erhöhtem Maße.
→ Nährstoffmangel durch erhöhte Umsetzung und Ausscheidung.
2. Chemische Zusätze und Gifte in Nahrungsmitteln können die Aufnahme bestimmter Nährstoffe blockieren.
→ Nährstoffmangel durch blockierte Absorption.
3. Darmstörungen, insbesondere Enzymmangel, können zur verminderten Aufnahme von Nährstoffen führen.
→ Nährstoffmangel durch Enzymmangel.
4. Aufgrund einseitiger und falscher Ernährung werden zuwenig Nährstoffe mit der Nahrung zugeführt.
→ Nährstoffmangel durch falsche Ernährung.

Hinweise für die Substitution von Nährstoffen

1. Vor Beginn der Einnahme sollte eine Mineralstoffanalyse aus dem Haar erfolgen, damit *gezielt* und *richtig* therapiert werden kann. Falsche Substitution kann möglicherweise das Mineralbild noch mehr verschieben.
2. Mit der Nährstoffeinnahme sollte bei Allergien immer schleichend mit 1 Kapsel begonnen werden. Innerhalb von zwei bis drei Wochen kann dann auf die empfohlene Dosis gesteigert werden. Zu hohe Einstiegsdosen können unter Umständen auch gegen die Nährstoffe eine Überempfindlichkeit auslösen.
3. Es wird empfohlen, die Nährstoffe mindestens sechs Monate einzunehmen, denn Nährstoffe sind keine Arzneimittel mit Sofortwirkung. Der Körper braucht so lange, bis es zur Umstellung durch Nährstoffsubstitution kommt. Nach einer dreimonatigen Pause kann dann die Nährstoffzufuhr wieder fortgesetzt werden. Der Mineralspiegel sollte im jährlichen Abstand durch die Mineralstoffanalyse aus dem Haar nachkontrolliert werden.

Zusätzliche Vitamine und Mineralstoffe stellen eine Verstärkung der Nahrung dar. Nehmen Sie daher die Nährstoffkombinationen grundsätzlich nach dem Essen ein.

Die Erfassung der Umweltgifte – ein Bluttest

Allergien auslösende Umweltgifte

Chemische Umweltgifte spielen bei Allergien eine große Rolle. Selbst in Mengen, die weit unter der Vergiftungsdosis liegen, können sie sich bei permanenter Einatmung belasteter Luft oder beim Verzehr kontaminierter Speisen in Gehirn, Leber, Niere und Fettgewebe anreichern und für Allergien anfällig machen. Denn Umweltgifte summieren sich im Körper. Empfindliche Menschen können bereits bei leicht über dem Durchschnitt liegenden Werten chronisch geschädigt werden: Unerklärliche Müdigkeit, geistige Trägheit, Konzentrationsstörungen oder immer wieder aufflammende Allergien können sich einstellen.

Mit dem Blut-Gift-Test können fettlösliche Umweltgifte als Allergieverursacher und Krankmacher entlarvt, bis zu vierzig häufige Umweltgifte im Blut bestimmt werden. Die Analytik wird mittels modernster, computergesteuerter Gaschromatographie durchgeführt, so daß selbst noch Konzentrationen in Bereichen von eins zu einer Milliarde erfaßt werden.

Das Testergebnis enthält eine Auswertung, aus der hervorgeht, welchen Ursprungs die erhöhten Gifte sein können. Diese Auswertung ist gleichzeitig Entgiftungskonzept und sagt, was zu tun ist, wenn erhöhte Giftkonzentrationen im Blut nachgewiesen werden. (Kontaktadresse zur Durchführung des Tests Seite 141.)

Welche Umweltgifte können aus dem Blut bestimmt werden?

Der Blut-Gift-Test erfaßt drei Profile giftiger Substanzgruppen:

Profil I	Profil II	Profil III
Lösungsmittel (= Kohlenwasserstoffe)	**Pestizide (= Pflanzen- und Holzschutzmittel)**	**PCB (= polychlorierte Biphenyle)**
Benzol	Alpha-HCH	23'44 Tetra
Toloul	HCB	23'44'5 Penta
Ethylbenzol	Beta-HCH	22'44'55' Hexa
Xylol	Lindan	233'44 Penta
Styrol	Delta-HCH	22'344'5 Hexa
Trimethylbenzol	Heptachlor	22'344'5' Hexa
Dichlormethan	Aldrin	22'344'5'6 Hepta
Chloroform	Oxychlordan	22'33'44'6 Hepta
Trichlorethan	Heptachlor Epoxyd	22'344'55' Hepta
Trichloethylen	Gamma-Chlordan	22'33'44'5 Hepta
Perchloethylen	Endosulfan 1	
Dichlorbenzol	Alpha-Chlordan	
	Trans-Nonachlor	
	DDE	
	Dieldrin	
	Endrin	
	Endosulfan 2	
	DDD	
	DDT	
Lösungsmittel werden besonders in Innenräumen eingeatmet und tragen wesentlich zur »dicken Luft« in Wohnung und Büro bei.	Pestizide werden mit der Nahrung (= Spritzmittelrückstände) aufgenommen oder in Innenräumen mit imprägnierten Holzverkleidungen eingeatmet.	PCB kommen überall in der Umwelt vor. Sie werden bei der Müllverbrennung freigesetzt oder gelangen über Industrieabfälle in die Umwelt. Dort reichern sie sich in der Nahrungskette an. Besonders hohe Konzentrationen finden sich in Fluß- und Küstenfisch. Mit den Speisen werden sie von uns aufgenommen.

Welche Gifte sind wo zu finden?

Profil 1: Lösungsmittel (= Kohlenwasserstoffe)

Benzol

Dieses aromatische Lösungsmittel ist dem Benzin zugesetzt und wird über die Abgase der Autos in die Luft freigesetzt (= emittiert) – jährlich etwa 60 000 Tonnen. Chronische Benzolbelastungen können deshalb in Büros oder Wohnungen an verkehrsreichen Straßen auftreten. Im Haus kann es aus frisch gestrichenen Lacken ausdünsten und die Luft vergiften.

Toluol

Toluol ist die fettlösliche Chemikalie, die am häufigsten die Raumluft in Wohnungen belastet. Besonders Emissionen von Fliesenklebern, größeren Lackflächen, Möbelpflegemitteln oder Fußbodenreinigern können zu nachweisbaren Blutspiegeln und damit Anreicherungen im Fettgewebe führen.

Styrol

Diese Substanz kann besonders aus Wärmedämmstoffen (= Isolationsschäume) oder aus der Rückenbeschichtung von Teppichböden austreten.

Dichlormethan

Für dieses Gift wurden in der Raumluft die höchsten Konzentrationen gemessen. Wichtigste Emissionsquellen sind Reinigungs- und Putzmittel.

Chloroform

Eine Belastung kann durch regelmäßiges Baden in chlorierten Schwimmbädern hervorgerufen werden.

Perchloräthylen (PER)

Diese fettlösliche Chemikalie ist Hauptbestandteil chemischer Reinigungen. Kleidungsstücke sollten daher nach der Reinigung mehrere Stunden am offenen Fenster ausgelüftet werden, um eine Belastung durch Einatmung oder Hautkontakt zu vermeiden.

Profil 2: Pestizide (= Pflanzen- und Holzschutzmittel)

Holzschutzmittel können noch nach fünfzehn Jahren aus imprägnierten Holzflächen ausdünsten!

Hexachlorbenzol (= HCB)

Als Pflanzenschutzmittel (= Spritzmittel) ist diese Chemikalie wegen ihrer Giftigkeit bei uns längst verboten. Dennoch werden diese und andere hochgiftige Pestizide bei uns hergestellt und tonnenweise in die Länder der Dritten Welt exportiert. Mit dem aus diesen Ländern importierten Obst und den Futtermitteln für unsere Kühe und Schweine kommen die Gifte »postwendend« an uns zurück. Über die Nahrungsmittel – besonders fette Fleischwaren, Wurst, Milch, Eier und Obst – gelangen sie in unser Blut. HCB ist darüber hinaus in Holzschutzmitteln enthalten. Häufig reichert sich das in Gift in der Kleidung an, die in behandelten Schränken gelagert wird. Durch Einatmung oder Hautkontakt kann es auch auf diesem Wege in den Körper eindringen und sich in Gehirn, Leber, Niere und Fettgewebe anreichern.

Lindan

Neben Pentachlorphenol, dessen Herstellung ab 1990 verboten ist, ist Lindan das bekannteste Holzschutzmittel. Im Blut kann es bei chronischer Belastung überwiegend als Beta-HCH (= Beta-Hexacyclohexan) nachgewiesen werden. Häufigste Belastungsquelle sind großflächige, imprägnierte Holzdecken, Holzwände, aber auch Tür- oder Fensterrahmen in Innenräumen.

Endosulfan

Dies ist eine weitere Chemikalie, welche aus imprägnierten Holzflächen abgegeben wird.

DDT

Dieses giftige Pflanzenschutzmittel ist bei uns ebenfalls längst verboten. Dennoch werden wir über Nahrungs- und Futtermittel aus der Dritten Welt damit vergiftet. Im Blut kann es bei chronischer Belastung als DDE nachgewiesen werden.

Profil 3: PCB (= polychlorierte Biphenyle)

PCB sind eine Gruppe chlorierter Kohlenwasserstoffe (= CKW), die seit den dreißiger Jahren weltweit in verschiedenster Weise industriell verwendet werden. Besonders bei der *Müllverbrennung* gelangen sie in die Luft und sammeln sich schließlich in der Nahrungskette an. Diese PCB bauen sich in der Natur kaum ab und sind daher äußerst langlebig.

Der Mensch – das Opfer aller Gifte

Menschen halten sich im Durchschnitt zu neunzig Prozent ihres Lebens in Innenräumen auf. Die Giftbelastung in Innenräumen kann bis zu fünfzigmal höher sein als an Verkehrsstraßen. Die »Hausgifte« summieren sich in der Raumluft, die wir täglich einatmen.

Auch alle Gifte, die sich in pflanzlichen und tierischen Nahrungsmitteln angehäuft haben, werden von uns Menschen aufgenommen, denn in der Nahrungskette stehen wir am Ende. Deshalb können sich die fettlöslichen Gifte aus Fleisch, Wurst, Fisch oder Obst gerade in unseren Geweben am stärksten anreichern. Bei besonderen Belastungen wie Streß können die Gifte dann freigesetzt werden und zu Rückvergiftungen führen. Das Ergebnis: Allergien und andere Krankheiten.

Das biologische Entgiftungskonzept und seine Wirkungsweise

(Siehe Übersicht auf Seite 94/95.)

Entspannung durch Meditation und positives Denken

Eine tägliche »Reise nach innen« hilft Ihnen, Ihr seelisches Gleichgewicht zu stärken und zu harmonisieren. Meditation schaltet sämtliche äußeren Reize ab und nährt Ihre positiven Gedanken. Selbstsicherheit, Selbstbewußtsein, seelischer Gleichklang können sich aufbauen – eine große Unterstützung der biologischen Allergietherapie. In einem Grundkurs können Sie die reine Meditationstechnik rasch erlernen.

»Der Glaube versetzt Berge«. Nichts drückt die Kraft positiver Gedanken mehr aus als dieser Bibelspruch. Haben Sie Mut! Glauben Sie daran, daß Sie gesund werden! Neueste Forschungsergebnisse haben ans Licht gebracht, wie unsere Immunfunktionen durch positive Gedanken gestärkt werden. Warme Entspannungsbäder können Entspannungsvorgänge unterstützen. Durch mehrmalige Behandlungen mit dem Psychotron können Blockaden und Fehlschaltungen unseres Unterbewußtseins durchbrochen werden.

Psychotherapeutische Beratung

Gespräche mit dem Psychofachmann können oft enorme Fortschritte in der Allergietherapie bringen. Konflikte können bewußt gemacht und ausgesprochen werden. Dies allein bringt oft schon die richtige Einstellung zur erfolgreichen Durchführung dieser Therapie.

Probleme		Meditation	Positives Denken	Psychotherapeutische Beratung	Biologische Sauna (70° C)	Massage	Lymphdrainage	Fußreflexzonenmassage
Psyche	• Vegetative Dystonie • Depression	X	X	X	X			
Kopf	• Schmerzen • Schwindel • Konzentrationsstörung					X	X	X
Zähne	• »E-Werk« im Mund • Zahnfleischschwund							
Darm	• Blähungen • Verstopfung • Durchfall							X
Muskulatur	• Verspannungen • Wirbelsäulenschmerzen				X	X		
Gelenke	• Steifigkeit • Schmerzen • Schwellungen				X	X	X	
Haut	• Ekzeme • Schuppenflechte • Akne	X			X			
Lunge	• Bronchitis • Asthma • Reizhusten				X			

Maßnahmen

Das biologische Entgiftungskonzept

Was jeder für sich tun kann – wenngleich er schon an einer

Bioresonanz-therapie	Ernährungs-umstellung	Colon-therapie	Zusätzliche Nährstoffe	Körperliche Aktivität	Schlafbereich allergen?	Elektromagnetische Felder?	Wasseradern?	Innenluft filtern?
X	X		X	X	X	X		X
X	X	X		X	X	X	X	X
X	X		X					
	X	X	X	X				
X	X			X	X			
X	X	X	X	X				
	X	X	X	X	X			X
	X	X			X	X	X	X

Allergie leidet –, um die Therapie zu unterstützen oder um Allergien vorzubeugen

Biologische Saunabäder bei 70 Grad

Biologische Saunabäder bei 70 Grad (nicht 90 Grad) sind eine sehr wichtige Entgiftung für Körper und Geist. Zum einen werden fettlösliche Chemikalien wie Pestizide oder Lösungsmittel mit dem Schweiß ausgeschieden, zum anderen bringen Saunabäder körperliche und geistige Entspannung. Wir nehmen uns Zeit für uns selbst – ein wichtiger Schritt zu mehr Gesundheit.

Saunabäder bei 70 Grad werden deshalb empfohlen, weil bei dieser Temperatur der Entgiftungseffekt am größten ist. Bei höheren Temperaturen kann es zur Rückvergiftung kommen, das heißt, Beschwerden und Symptome können sich verstärken.

Biologische Saunabäder sollten drei- bis viermal wöchentlich, bei Nachweis deutlich erhöhter Blut-Gift-Konzentrationen bis zu täglich über einen Zeitraum von etwa drei Wochen kurmäßig durchgeführt werden.

Die 3-Wochen-Entgiftungskur

Amerikanische Studien haben gezeigt, daß diese Entgiftung den besten Effekt hat und hilft, Allergien abzubauen:

1. Das tägliche Saunaprogramm:
   ▷ *Vor der Sauna* eine kreislaufanregende Bürstenmassage (10 Minuten), anschließend Wechseldusche heiß und kalt.
   ▷ 3 Saunagänge täglich, je Gang maximal 20–30 Minuten.
   ▷ *Zwischen den Saunagängen* abkühlen, Wechseldusche. Dann: Ruhepause – frische Luft – Massage, Lymphdrainage oder Fußreflexzonenbehandlung (nach der Massage Ruhepause) – Kreislaufanregung am Heimtrainer oder durch Gymnastik.
2. Zusätzliche Einnahme von Mineralstoffen, zum Beispiel Basis-Vitamin-Mineral und Vitamin C, sowie Nicotinamid (gehört zur Vitamin-B-Familie) und Antioxidantien unterstützt erfolgreich die Entgiftung.

Diese Intensiventgiftung sollte mit der Ernährungsumstellung kombiniert und nur unter ärztlicher Kontrolle durchgeführt werden.

Bitte beachten: Wer bisher noch keine Saunabäder geommen hat, sollte zuerst seinen Hausarzt konsultieren. Er überprüft den Gesundheitszustand auf Herz und Kreislauf.

Massagen, Lymphdrainagen, Fußreflexzonenmassage

Diese manuellen Therapien fördern die Entspannung, lösen Verkrampfungen der Muskulatur und fördern die Durchblutung. Durch Lymphdrainagen wird der Abtransport von Gewebegiften aktiviert und gefördert.

Zahntestung mit Bioresonanz

Bei der Zahntestung werden Spannung und Stromstärke zwischen unterschiedlichen Metallen im Mund gemessen, vor allem zwischen Zahnamalgamfüllungen und anderen Metallen. Außerdem wird die Verträglichkeit von Metallen getestet. Häufig bestehen versteckte Überempfindlichkeitsreaktionen gegen Zahnamalgamfüllungen, welche Allergien anheizen können.
Werden Überempfindlichkeit gegen Amalgamfüllungen, erhöhte Spannung oder Stromstärke festgestellt, müssen die Amalgamfüllungen entfernt und durch Kunststoff oder Gold ersetzt werden.
Wichtig ist, daß unmittelbar nach Entfernung der letzten Amalgamfüllung homöopatische Verdünnungen mittels Bioresonanz hergestellt werden. Diese Tropfen müssen oft längere Zeit (bis zu zwei Jahren) eingenommen werden, um das Amalgam auch aus den Organen und Geweben auszuleiten.

Meidung von Nahrungsallergenen – Ernährungsumstellung

Die Meidung von Nahrungsallergenen ist Schwerpunkt dieses Allergiekonzepts, da viele Allergien sich auf unterschwelligen Reaktionen gegen Nahrungsmittel aufbauen. Diese Ernährung hat maßgeblichen Anteil beim Abbau von Allergien.
Ernährungsumstellung nach dem IMMUN-DIÄT-SYSTEM kann das überreizte Immunsystem entlasten und regenerieren. Amerikanische Ärzte erkannten bereits 1934 die große heilende Wirkung der Rotationsernährung. Beachten Sie dazu auch den IgG-Nahrungs-Antikörpertest auf Seite 68–77.

Colontherapie

Colontherapie ist die Intensiventgiftung des Darmes. Durch Spülungen mit Wasser und Sauerstoff werden Giftstoffe und Schlackstoffe aus dem Darm entfernt, wird die Regeneration der natürlichen Darmflora gefördert. Der Stuhlgang wird reguliert und Darmstörungen können beseitigt werden. Zur Darmentgiftung mittels Colontherapie sind etwa zehn Sitzungen (zwei- bis dreimal wöchentlich) erforderlich.

Zusätzliche Nährstoffe

Die zusätzliche Einnahme von Vitaminen und Mineralstoffen ist ein »Muß« bei jeder Entgiftung. Zusätzliche Nährstoffe wie das Basis-Vitamin-Mineral und Vitamin-C-gepuffert aktivieren Enzymreaktionen und entblockieren die Entgiftungskanäle des Stoffwechsels (Seite 85). Nicotinamid, das zur Vitamin-B-Familie gehört, kann zudem fettlösliche Chemikalien aus den Geweben lösen und zur Ausscheidung bringen.

Regelmäßige körperliche Aktivität

Körperliche Aktivität fördert den Entgiftungsprozeß:

1. Die erhöhte Sauerstoffaufnahme fördert die Entgiftung über die Lunge.
2. Der Blutkreislauf wird angeregt, die Durchblutung aktiviert. Dies fördert den Abtransport von Giftstoffen aus den Geweben und die Zufuhr von Nährstoffen zu den Geweben.
3. Muskelaktivität kann giftige Schwermetalle ausscheiden helfen.

Wer nicht die Möglichkeit hat, täglich an die frische Luft zu gehen, sollte sich einen Heimtrainer oder ein Zimmertrampolin anschaffen für tägliche Aktivität vor dem offenen Fenster. Minimum 10 Minuten Bewegung täglich!

Wohnungssanierung

Große Heilerfolge bei Allergien können vielfach durch Entgiftung der Wohnung erzielt werden. Dabei ist es gar nicht immer erforderlich, größere Anstrengungen zu unternehmen. Allein der Austausch einer Bettdecke hat schon Allergien den Nährboden entzogen und jahrelangen Husten abrupt verschwinden lassen. Besonders wichtig ist die Entgiftung des Schlafbereichs, denn dieser ist die wichtigste Regenerationsstätte unseres Immunsystems. (Informationen zu notwendigen Sanierungsmaßnahmen für Allergiker finden Sie auf Seite 116.)

Hausstaubsanierung

Die Beseitigung von Hausstaub und Milben ist eines der vordringlichen Probleme bei Allergien. Milben können sowohl Allergieauslöser sein oder versteckt Allergien verursachen. Die Checkliste der Wohnungsallergene auf Seite 116 und die spezielle Hausstaubstrategie auf Seite 110 enthalten wichtige Hinweise.

Schimmelpilzsanierung

Allergien gegen Schimmelpilze liegen wohl an zweiter Stelle der Problemskala bei Allergien. Sie werden für Ihre Mühe schnell belohnt, wenn sie feuchte Stellen hinter Schränken oder Tapeten entfernen, Risse in Wänden verspachteln oder den angeschimmelten Badevorleger beseitigen. Die Checkliste der Wohnungsallergene auf Seite 116 und die spezielle Schimmelpilzstrategie auf Seite 108 helfen Ihnen bei der Sanierung.

Pollenschutz für Pollenallergiker

Pollen sind nie ganz vermeidbar. Sie sollten sich bei starkem Pollenflug überwiegend in geschlossenen Räumen aufhalten und die Raumluft filtern. Einen Pollenflugkalender finden Sie auf Seite 107, weitere wichtige Strategien auf Seite 106.
Die Neutralisationsbehandlung (Seite 59) kann die Pollenallergie abbauen.

Ausschaltung elektromagnetischer Felder

Elektromagnetische Störfelder von Stromleitungen können Sie leicht ausschalten. Ein Netzfreischalter reduziert nachts die Stromspannung auf vier Volt. Sie sollten den Radio- oder Quarzwecker auf dem Nachttisch durch eine konventionelle Uhr ersetzen.

Messung geopathischer Belastung

Die Strahlung ausgehend von unterirdischen Wasseradern kann durch einen erfahrenen Wünschelrutengänger aufgedeckt werden. Es kann festgestellt weden, ob Sie auf störenden Strahlungen schlafen.
(Siehe Kontaktadresse auf Seite 141.)

Innenluft filtern

Es gibt hervorragende neue Luftfiltergeräte, welche höchst wirksam gegen allergisierende Partikel und Gifte in der Innenluft sind. Im Gegensatz zu Luftbefeuchtern oder Luftfiltergeräten, die nur mit Ionisation arbeiten, haben die neuen Luftfiltergeräte folgende Vorteile:

▷ Pollen, Hausstaub, Pilzsporen, Tierhaare, Fasern oder Rauch werden zu nahezu 100 Prozent aus der Raumluft eliminiert.

▷ Nahezu alle Wohngifte wie Formaldehyd, Lösungsmittel, Holzschutzmittel, Isocyanate, Dioxin und ähnliche Chemikalien, aber auch Gerüche, Autoabgase, Schwefeldioxid werden im Filtergerät zurückgehalten.

▷ Das Gerät arbeitet mit mehreren hintereinander geschalteten Kohlefiltern, welche die Effektivität garantieren. Eine Anzeige signalisiert, wann die Kohlefilter ausgewechselt werden müssen.

▷ In der Stunde können bis zu 600 Kubikmeter Luft umgewälzt und gereinigt werden, so daß die gesamte Raumluft etwa fünf- bis achtmal von Allergieauslösern befreit wird. Dies ist wichtig, um nahezu alle nachströmenden und aufgewirbelten Partikel und Gifte aus der Luft, die wir atmen, zu entfernen. Das Gerät arbeitet ruhig und kann stufenlos reguliert werden.

▷ Das Filtergerät kann mit einer Klimabox verbunden werden, welche über ein Fenster permanent Außenluft ansaugt. Diese wird temperiert und über das Filtergerät gereinigt. Auf diese Weise können Pollen, Abgase und Gifte der Außenluft nicht in die Raumluft gelangen.

Besonders wichtig ist das Luftfiltergerät im Schlafzimmer. Durch die nächtliche Ruhepause ohne Allergieauslöser können drastische Besserungen allergischer Beschwerden erzielt werden. Durch Einsatz des Luftfiltergerätes genügt es oft, die Wohnungssanierung auf das Nötigste zu beschränken. (Bezugsnachweis für Luftfiltergeräte Seite 141.)

TEIL III

Hilfe zur Selbsthilfe – ein Nachschlagewerk

Übersicht: Häufige Allergieauslöser
              Selbsthilfe bei Pollen-, Schimmelpilz-,
              Hausstaub-, Milben- und
              Tierhaarallergie
Checkliste: Gifte und Allergene in
              Nahrungsmitteln
Checkliste: Gifte und Allergene im Wohnbereich
Übersicht: Die häufigsten Allergiekrankheiten
              und ihre Symptome
Übersicht: Die gebräuchlichsten chemischen
              Arzneimittel gegen Allergien und ihre
              Nebenwirkungen
Die biologische Allergietherapie und das »Kapitel«
Krankenkassen
Auf Ihre Mithilfe kommt es an!

Übersicht:
Häufige Allergieauslöser

Häufige Allergieauslöser	Vorkommen/Aufnahme
Nahrungsmittel	
Kuhmilch	Kuhmilchprodukte aller Art, Käse von Kuh, Sahnesauce, Mehlspeisen
Schweinefleisch	Fleisch, Wurst, Hackfleisch
Weizen	Brot, Backwaren, Mehlspeisen
Roggen	Brot
Back- und Bierhefe	Brot, Backwaren, Fertiggerichte Bier, Alkoholika, Hefetabletten
Rübenzucker	Süßigkeiten, Fruchtsäfte, Limonaden, Cola – ist sehr vielen Nahrungsmitteln zugesetzt
Pfeffer	Wurst, gewürzte Suppen und Speisen, Suppenwürfel
Curry	Suppenwürfel, Fertiggerichte
Sonnenblumenöl und -fett	Margarine, Pflanzenfette, Pflanzenöle
Nahrungsmittelzusatzstoffe (auf den Verpackungen mit E*-Nummern gekennzeichnet, zum Beispiel der Farbstoff Tartrazin als E 102)	
Konservierungsmittel	Milchpulver, Speiseeis, Früchtejoghurt, Toastbrot
Farbstoffe	Schokolade, Süßigkeiten, Früchtjoghurt
Bindemittel	Wurstwaren, Suppenwürfel, Fertiggerichte

* E = Europäische Norm

Häufige Allergieauslöser	Vorkommen/Aufnahme
Nahrungsmittelzusatzstoffe Sulfite Antioxidantien Aromastoffe Süßstoffe Stabilisatoren Herstellungshilfsstoffe Phosphate	Dosennahrung, Fruchtsäfte, Fertiggerichte, Sauerkraut, Rotwein, Konfitüre, Trockenobst, oberflächenbehandeltes Obst, Fertiggewürze, Mayonnaise, Saucen, Gemüsekonserven, Schmelzkäse
Pollen (siehe Pollenkalender auf Seite 107)	*Aufnahme durch Einatmung*
Baumpollen	Februar – Mai
Gräserpollen	Juni – Juli
Kräuterpollen	August – September
Hausstaub (setzt sich aus zahlreichen winzigen Partikeln zusammen)	*Aufnahme durch Einatmung*
Schmutzpartikel, Rußpartikel	Bettfedern, Kopfkissen, Teppiche, Vorhänge, Polster, Klimaanlage Textiltapeten, offene Bücherregale
Wohnungschemikalien	Furnierte Möbel, Isolierungen, Teppichböden
Textilfasern	Polstermöbel
Bettfedern	Bettdecken
Exkremente von Hausmilben	Polster, Bettdecken, Matratzen, Kopfkissen
Holzstaub	Neue Möbel, Schreinerei
Hausstaubmilben (leben im feuchten Milieu vom Abfall der Schimmelpilze)	Bettdecken, Matratzen, Polstermöbel, in und unter Teppichböden

Häufige Allergieauslöser	Vorkommen/Aufnahme
Schimmelpilze *Die wichtigsten Schimmelpilze* Alternarius tenius Phoma betae Ustilago Cladosporium Fusarium Epicoccum purpurascens Helminthosporium	*Aufnahme durch Einatmung* Einatmung der Pilzsporen mit der *Außenluft* August – Oktober, besonders bei feuchter Witterung
Botrytis cinerea Aspergillus Trichothecium roseum Pullularia pullulans	Einatmung der Pilzsporen mit der *Außen- und Raumluft*
Mucor racemosus Chaetomium globosum Penicillium notatum Neurospora sitophila Rhizopus nigricans Merulius lacrimans	Einatmung der Pilzsporen mit der *Raumluft* Feuchte Wandstellen, Abfalleimer, hinter Tapeten, Schränken, Regalen, unter Teppichen Luftbefeuchter, defekte Klimaanlagen Auch in Nahrungsmitteln: besonders Schimmel in Brot, Trockenfrüchten, Obst, Käse, Joghurt
Tierhaare und Schuppen Katzen Meerschweinchen Hamster Hunde Fischfutter fürs Aquarium Roßhaar Bettfedern	 Tierhaltung im Haus Roßhaarmatratze im Bett Bettdecke
Insektengift Bienen Wespen Wasserflöhe	 Stiche in die Haut

Häufige Allergieauslöser	Vorkommen/Aufnahme
Stoffe und Fasern	
Wolle	Wollteppich, Wolldecke im Bett, Wollkleidung, Polstermöbel
Synthetikfasern	Bettwäsche, Kleidung, Teppichboden
Seegras	Bettmatratzen
Wohngifte	
Formaldehyd	Furnierte Schränke, Betten, Schreibtische, Sessel, Holzwände Sperrholz, Spanplatten Kosmetika, imprägnierte Kleidung
Isocyanate	Kunststoff des Teppichbodenrückens, Klebstoffe, Teppichkleber
Ätherische Öle, Duftstoffe	Parfüm, Mundreiniger, Kaugummi
Chemische Waschmittel	Kleidung
Physikalische Einwirkung	
Sonnenbestrahlung	Sonnenbaden
Klimatische Veränderungen, Hitze, Kälte	Urlaubsreisen in ferne Länder, klimatische Umstellung
Bakterien, Viren	Chronische Infektionen

Selbsthilfe bei Pollen-, Schimmelpilz-, Hausstaub-, Milben- und Tierhaarallergie

Wie Sie sich vor Pollen schützen können

Pollen sind die männlichen Keimzellen der Blütenpflanzen. Pollen können mit dem Wind Hunderte von Kilometern fortgetragen werden. Zur Blütezeit sind Pollen überall in der Luft, auch in den Städten oder im Hochgebirge. Den Kontakt mit Pollen können Sie nie ganz vermeiden, aber Sie können ihn erheblich reduzieren, was in Verbindung mit diesem Allergieprogramm meist zum Erfolg führt.

Was Sie tun können:

1. *Luftfiltergeräte* sorgen für pollenfreie Luft in Ihrem Schlafzimmer. Es wurde ein leistungsfähiges Gerät entwickelt, das Pollen und andere Allergene wirksam aus der Raumluft herausfiltert (Bezugsnachweis Seite 141). Dadurch kann sich Ihr Immunsystem nachts erholen und stabilisieren, so daß die allergischen Überreaktionen abklingen.
2. Mit der *Neutralisationsbehandlung* (Seite 59) können Pollenallergien wirksam gelöscht werden. Die Neutralisationsbehandlung ist Schwerpunkt dieses neuen biologischen Allergietherapieprogramms.
3. Beachten Sie den *Pollenflugkalender* (rechts). Auch gibt es einen *Pollenwarndienst* der Rundfunkanstalten. Ist starker Pollenflug angekündigt, sollten Sie sich besser in geschlossenen Räumen aufhalten.
   Vorsicht im Urlaub: Im Süden (zum Beispiel Südtirol) ist die Blütezeit ein bis zwei Monate früher und im Hochgebirge einen Monat später.

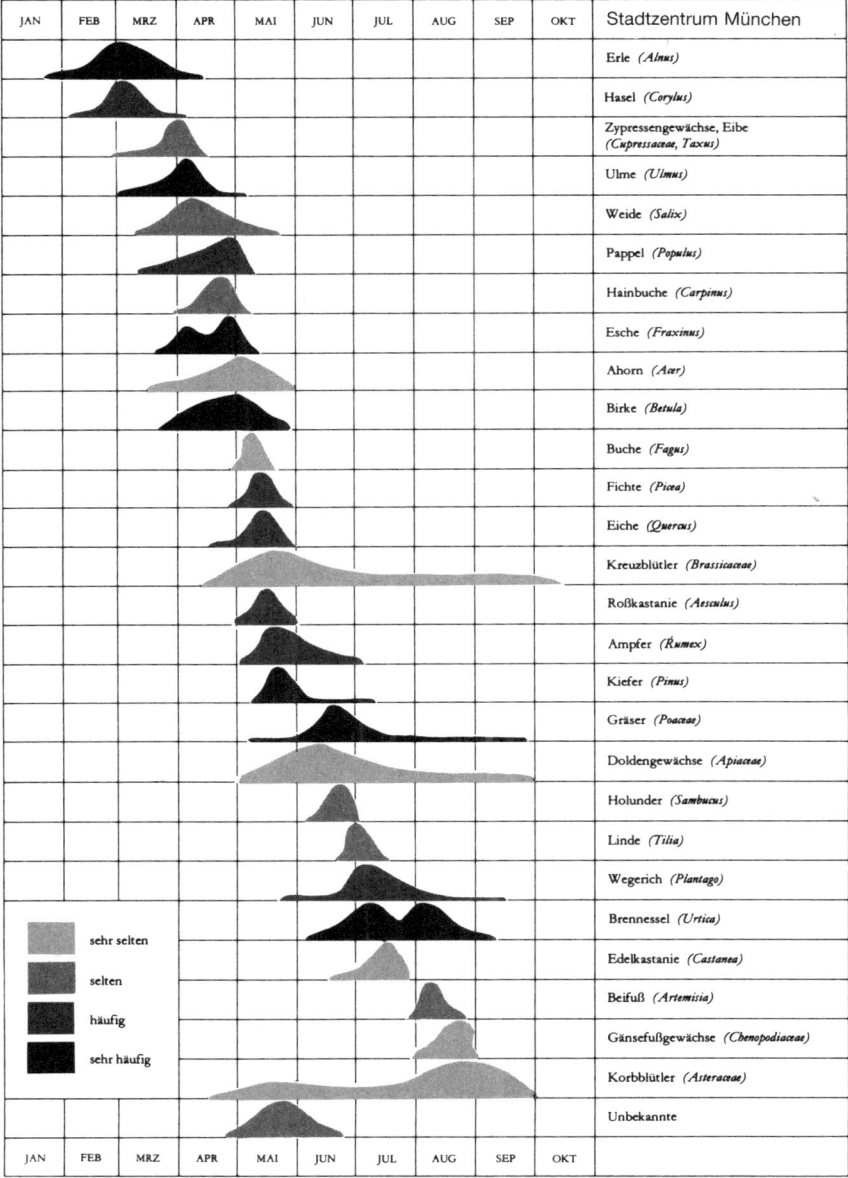

JAN	FEB	MRZ	APR	MAI	JUN	JUL	AUG	SEP	OKT	Stadtzentrum München
										Erle *(Alnus)*
										Hasel *(Corylus)*
										Zypressengewächse, Eibe *(Cupressaceae, Taxus)*
										Ulme *(Ulmus)*
										Weide *(Salix)*
										Pappel *(Populus)*
										Hainbuche *(Carpinus)*
										Esche *(Fraxinus)*
										Ahorn *(Acer)*
										Birke *(Betula)*
										Buche *(Fagus)*
										Fichte *(Picea)*
										Eiche *(Quercus)*
										Kreuzblütler *(Brassicaceae)*
										Roßkastanie *(Aesculus)*
										Ampfer *(Rumex)*
										Kiefer *(Pinus)*
										Gräser *(Poaceae)*
										Doldengewächse *(Apiaceae)*
										Holunder *(Sambucus)*
										Linde *(Tilia)*
										Wegerich *(Plantago)*
										Brennessel *(Urtica)*
										Edelkastanie *(Castanea)*
										Beifuß *(Artemisia)*
										Gänsefußgewächse *(Chenopodiaceae)*
										Korbblütler *(Asteraceae)*
										Unbekannte
JAN	FEB	MRZ	APR	MAI	JUN	JUL	AUG	SEP	OKT	

Legend:
- sehr selten
- selten
- häufig
- sehr häufig

Quelle: Erika Stix, Pollenflugkalender, Wissenschaftliche Verlagsanstalt 1981

Anmerkung: Dieser Pollenflugkalender des Stadtzentrums München gilt als Beispiel. Entsprechende Kalender sind für alle deutschen Städte und Regionen erhältlich.

107

Wie Sie sich vor Schimmelpilzen schützen können

Schimmelpilze sind überall, wo es feucht ist. In der Außenluft, aber auch in der Raumluft sind die Pilzsporen enthalten. Über die Atemluft gelangen sie in den Körper und können Allergien auslösen.
Schimmelpilze sind auch in bestimmten Nahrungsmitteln. Mit der Nahrung gelangen die Pilze samt Sporen in den Körper.

Was Sie tun können:

1. *Feuchte Stellen und Risse in Wänden und Böden* von Wohnung und Kellerräumen müssen mit speziellen Pilzreinigungsmitteln behandelt und anschließend abgedichtet werden. Diese Mittel gibt es in Drogerien zu kaufen. Wenn Sie auf Chemikalien überempfindlich reagieren, sollten Sie nur natürliche Essigreiniger verwenden. In der warmen Jahreszeit sollten Sie ausgiebig lüften.
2. In *Badezimmern* kommen Pilzsporen besonders häufig vor. Fliesenfugen müssen dicht abschließen. Auf keinen Fall sollten Sie Holzdecken im Badezimmer anbringen. Auch in *Zahnbürsten* können sich Schimmelpilze ansiedeln; diese daher häufig wechseln. Obendrein gibt es *Zahnpasten,* die mit Schimmelpilzenzymen hergestellt werden. Für Schimmelpilzallergiker empfiehlt sich statt dessen Schlämmkreide aus der Apotheke.
3. Gegenstände, die von Schimmelpilzen befallen sind, zum Beispiel *Teppiche,* sollten ganz entfernt werden.
4. An *Zimmerpflanzen* und *Blumenerde* können sich selbst in trockenen Räumen Schimmelpilze ansiedeln. Deshalb sollten im Schlafzimmer keine Pflanzen stehen. Bei hochgradiger Schimmelpilzallergie sollten Pflanzen auch aus dem übrigen Wohnraum entfernt werden.
5. *Klimaanlagen* sollten regelmäßig überprüft werden. Sie sind eine Brutstätte für Schimmelpilze. Die Pilzsporen können in hohen Konzentrationen in die Raumluft geblasen werden. Luftbefeuchter sollten ebenfalls nicht verwendet werden.
6. Das neu entwickelte *Luftfiltergerät* kann Pilzsporen wirksam

aus der Luft entfernen. Besonders wichtig: das Luftfiltergerät im Schlafzimmer (Bezugsnachweis Seite 141).

7. Auch *gelagerte Nahrungsmittel* werden von Schimmelpilzen leicht befallen. Vorsicht besonders mit Brot, Obst und Gemüse, Joghurt! Der Schimmel kann sich bereits darauf befinden, auch wenn noch nichts zu sehen ist. Bei Allergien ist diese Schimmelmenge meist ausreichend, um Symptome auszulösen. Deshalb kein länger gelagertes Brot verzehren, Obst nach Möglichkeit schälen, Gemüse gründlich waschen. Verzichten Sie auf Trockenobst wie Rosinen, auch darin können Schimmelpilze enthalten sein. Beachten Sie die Verfalldaten auf Verpackungen!

8. Mit der *Neutralisationsbehandlung* dieses Allergieprogramms können Schimmelpilzallergien abgebaut werden.

Wie Sie sich vor Hausstaub schützen können

Hausstaub besteht aus winzigen, unterschiedlichsten Partikeln. In der Allergenübersicht auf Seite 103 sind die wesentlichen Bestandteile aufgeführt.

Was Sie tun können:

1. Entfernen Sie alle Staub- und Milbenquellen. In der Checkliste der Wohnungsallergene auf Seite 116 sind diese aufgeführt. Besonders wichtig: Entfernen Sie alte, muffige Matratzen, Kissen und Polster.
2. Saugen Sie gründlich Staub, – aber nur mit einem speziellen *Allergiestaubsauger,* der mit einem Schwebstoffilter ausgestattet ist (Bezugsnachweis Seite 141). Mit herkömmlichen Staubsaugern werden Staub und Milben nicht entfernt, sondern können durch die Düse wieder austreten und neu durch die Luft gewirbelt werden.
3. Wischen Sie Staub mit einem *feuchten* oder *Antistatik-Tuch.* Damit wird weniger Staub aufgewirbelt. Besonders wichtig sind die Heizkörper, da durch die warme Luft der Staub in die Raumluft getragen wird.
Auf eine *Fußbodenheizung* sollte niemals Teppichboden verlegt werden. Dann steigen nicht nur Staub, sondern auch die giftigen Chemikalien des Klebers und der Beschichtung in die Raumluft auf.
4. Die meisten *Chemiegase der Raumluft* (siehe Seite 42) binden sich an Staubpartikel und werden mit der Konvektion der Raumluft in der gesamten Wohnung verteilt und eingeatmet. Deshalb ist es bei Allergien besonders wichtig, Staubpartikel möglichst aus der Raumluft zu entfernen. Sehr gute Erfolge werden mit dem Luftfiltergerät erzielt (Bezugsnachweis Seite 141).
5. Mit der *Neutralisationsbehandlung* dieses Allergieprogramms kann Hausstauballergie abgebaut werden (Seite 59).

Wie Sie sich vor Milben schützen können

Milben gedeihen im Zusammenleben mit Schimmelpilzen am besten, also im leicht feuchten Milieu. Auch wenn Ihre Wohnung ganz trocken ist, können in Polstern, im Bett und im Teppichboden Milben sein.

Was Sie tun können:

1. Wo sich in Ihrer Wohnung *Milben* befinden, können Sie mit dem *Acarex-Test* aus Apotheken selbst feststellen. Mindestens einmal im Monat sollten Sie mit diesem Test überprüfen, ob sich nicht wieder neue Milben in ihrem Schlaf- und Wohnzimmer angesiedelt haben.
2. Bei starkem Milbenbefall von *Kopfkissen* und *Bettdecken* sollten Sie die Füllung erneuern.
3. *Milben können auch getötet werden.* Vorgehen: Wenn Sie die befallenen Gegenstände in den Trockner oder in die Sauna geben und bei mindestens sechzig Grad zwei Stunden lang erhitzen. Ferner können Sie den Milben mit einem *Allergiestaubsauger* beikommen. Sie müssen aber jeden Tag kräftig saugen: jeden Quadratmeter etwa zwanzigmal hin und her. Schließlich gibt es *chemische Milbenvernichtungsmittel*, die in Apotheken erhältlich sind (Acarosan). Allerdings kann man auch gegen diese Mittel überempfindlich reagieren.
4. *Teppichböden* können auch mit reinem Wasser unter Druck gereinigt werden. Anschließend kann in einem zweiten Durchgang mit verdünntem Wasserstoffperoxid die Milbe völlig vernichtet werden. Mit einem Enzym kann das überschüssige Wasserstoffperoxid in einem dritten Durchgang gespalten werden. Auf diese Weise können Teppichböden intensiv gereinigt und entgiftet werden. Unter Umständen kann eine Entfernung des Teppichbodens umgangen werden.
5. Mit der *Neutralisationsbehandlung* dieses Allergieprogramms kann Milbenallergie abgebaut werden (Seite 59).

Wie Sie sich vor Tierhaaren schützen

Allergische Reaktionen auf Tierhaare und -schuppen können sehr heftig sein, insbesondere kann es leicht zu Asthma bronchiale kommen. Bei einer Tierhaarallergie sollte deshalb ein Kontakt mit Tieren möglichst vermieden werden.

Was Sie tun können:

1. Halten Sie nach Möglichkeit *keine Tiere.*
2. Lassen Sie Tiere *nie ins Schlafzimmer.*
3. Reinigen Sie die Wohnung gründlichst, Tierhaare bleiben lange in Teppichen und Polstern hängen. Verwenden Sie einen *Allergiestaubsauger* (Bezugsnachweis Seite 141).
4. Vermeiden Sie in Wohnung und Kleidung tierische Produkte: Roßhaardecken, -matratzen, Felle, Felldecken, Schafwollprodukte und Pelzmäntel.
5. Vorsicht ist geboten, wenn Sie Freunde besuchen, die ein Haustier haben. Bei starken Allergien müssen Sie auf einen Besuch verzichten. Meiden Sie ferner Reitställe und Reithallen, Bauernhöfe und Tierparks.
6. Mit der *Neutralisationsbehandlung* dieses Allergieprogramms können Tierhaarallergien abgeschwächt und abgebaut werden (Seite 59).

Checkliste: Gifte und Allergene in Nahrungsmitteln

Diese Übersicht zeigt eine Auswahl von Nahrungsmitteln, die höher mit Giftstoffen bzw. Zusätzen belastet sein können.

Nahrungsmittel	Gifte / Chemische Zusätze
Fleisch	
Kalbfleisch, Huhn (Importe)	Hormone
Fettes Fleisch (Importe)	DDT, Lindan, Hexachlorbenzol
Schwein	Histamin
Wild	Radioaktivität
Leber und Niere von Kalb, Rind, Schwein	Cadmium
Gepökeltes Fleisch	Nitrat, Nitrit
Wurst	Phosphate, Bindemittel, Geschmacksverstärker, Farbstoffe, Konservierungsstoffe
Schwarzgeräuchertes	Benzpyren (krebserregend)
Fisch	
Fischkonserven	Quecksilber
Gefrorener Fisch, Thunfischkonserven	Histamin (bereits 1 Milligramm in der Mahlzeit kann Allergien auslösen!)
Fluß- und Küstenfische	Pestizide (Hexachlorbenzol, PCB, Lindan)
Brot	
Älteres Brot	Schimmel (Allergieauslöser!, ferner Pilzgifte!)
Gemüse	
Spinat, Rote Bete, Mangold, Fenchel, Chinakohl, Sellerie	Nitrat
Pilze	Cadmium, erhöhte Radioaktivität
Gemüsewürfel	Zusatzstoffe

Nahrungsmittel	Gifte Chemische Zusätze
Obst	
Weintrauben, Obst aus Entwicklungsländern	Pestizide
Gelagertes Obst, Trockenfrüchte	Schimmel (Allergieauslöser!, ferner Pilzgifte!)
Milchprodukte	
Cheddar Käse, Brie, Camembert, Emmentaler	Schimmel, Histamin, Tyramin (Allergieauslöser!)
Früchtejoghurt	Farbstoffe, Antioxidantien
Wasser und Getränke	
Leitungswasser	Pestizide PCB (regional sehr unterschiedlich) Schwermetalle Chloroform Nitrat aus Düngemitteln Trichlorethylen Perchlorethylen
Nicht naturreine Fruchtsäfte, Coca-Cola, Limonaden	Süßstoffe Farbstoffe Aromastoffe Konservierungsmittel
Rotwein	Histamin (Allergieauslöser!) Tyramin (Allergieauslöser!)
Sonstige	
Süßigkeiten, Fertiggerichte, Konserven, Suppenwürfel	Konservierungsmittel Farbstoffe Phosphate Geschmacksverstärker Geliermittel Antioxidantien Bindemittel Stabilisatoren Herstellungshilfsstoffe

Was Sie tun können:

Natürlich können Sie nicht alle Nahrungsmittel meiden, welche mit einer höheren Belastung behaftet sind, aber Sie können *bewußt* auswählen und einkaufen. Achten Sie darauf, daß sich die Giftstoffe nicht zu sehr im Blut und in den Organen anreichern.

1. Essen Sie nach Möglichkeit alle Nahrungsmittel nach dem 4-Tage-Rotationsprinzip der IMMUN-DIÄT. Der Körper benötigt einen Zeitraum von etwa 4 Tagen, bis er ein Nahrungsmittel ganz ausscheidet. Durch die abwechslungsreiche Rotationsernährung werden belastete Nahrungsmittel nur im 4-Tage-Zyklus gegessen, so kommt es zur besseren Nahrungsverwertung und Entgiftung. Die Giftstoffe werden schneller ausgeschieden!

2. Nahrungsmittel aus biologischem Anbau sind natürlich am besten. Weichen Sie, sooft sich die Möglichkeit bietet, darauf aus!

3. Meiden Sie alle Nahrungsmittel mit chemischen Zusätzen und Farbstoffen, Konserven und alle länger gelagerten Nahrungsmittel (wegen Histamin- und Schimmelbildung!).

4. Trinken Sie täglich mindestens zwei Liter Flüssigkeit, am besten stilles Mineralwasser oder Kräutertee. Schlackstoffe können sich dadurch nicht so leicht ansammeln, Giftstoffe werden schneller abtransportiert.

(Informieren Sie sich über das biologische Entgiftungskonzept auf Seite 93.)

Checkliste: Gifte und Allergene im Wohnbereich

Was spricht dafür, daß die Wohnung allergische Beschwerden macht?

▷ Sie fühlen sich außerhalb Ihrer Wohnung besser.
▷ Kurz nach Rückkehr vom Urlaub treten Beschwerden auf.
▷ Im Urlaub treten Erkältungen oder andere Beschwerden auf (Verdacht auf chemische Gifte: Rückvergiftung!).
▷ In der kalten Jahreszeit fühlen Sie sich schlechter (geschlossene Fenster).
▷ Beschwerden während der Nacht.
▷ Beschwerden morgens beim Aufstehen.
▷ Beschwerden beim Aufschlagen der Bettdecke.

Der Schlafbereich ist der Regenerationsort Ihres Immunsystems. Daher besonders wichtig! Die Sanierung des Schlafzimmers bringt oft erstaunliche Heilerfolge, insbesondere wenn zusätzlich ein Luftfiltergerät angewendet wird!
Die Abbildung auf Seite 118/119 zeigt, wie der Schlafbereich sinnvoll saniert werden kann.
Ärztlicher Erfahrungswert: Auch wenn Sie selbst keinen Zusammenhang zwischen Wohnung und Beschwerden sehen, so können dennoch Wohngifte und Allergene versteckte Ursachen Ihrer Beschwerden sein. Der Provokations-Neutralisations-Hauttest (Seite 59) kann Wohnungsallergene aufdecken, der Blut-Gift-Test (Seite 88) zeigt die Giftbelastung im Blut an.

Fortsetzung der Tabelle auf Seite 120 →

116

Gegenstand	Allergiegefahr	Allergenarm, Giftarm
Schlafzimmer, Wohnräume		
Wände, Decken	▷ Tapeten (oft Schimmelpilze hinter Tapeten) ▷ Rauhe Tapeten, Textiltapeten (Staubquellen) ▷ Viele Bilder (Staubquellen) ▷ Imprägnierte Holzverkleidungen (Holzschutzmittel) ▷ Stromleitungen in Bettnähe (elektrische Wechselfelder) ▷ Textillampenschirm (Staubfänger) ▷ Feuchte Wandstellen (Schimmelpilzwachstum) ▷ Wandrisse (Schimmelpilze)	Gekalkte, trockene Wände
Böden	▷ Teppichboden (Staubquelle, Giftabstrahlung: Isocyanate, Lösungsmittel, Milbenquelle) ▷ Wollteppiche (Wolle oft allergen und Mottenquelle) ▷ Frisch versiegeltes Parkett (mögliche Reaktion auf Isocyanate des Härters) ▷ Feuchter Boden (Schimmelpilzwachstum) ▷ Tierfelle als Bettvorleger (allergen) ▷ Spanplatten unter Teppichboden (Formaldehydabstrahlung)	Glatte, fugenlose Böden: Linoleum, Natursteinfliesen, fugenlose Holzböden
Fenster	▷ Vorhänge aus Samt oder rauhem Material (Staubquellen) ▷ Gardinen (Staubquellen) ▷ Imprägnierte Fensterrahmen (Holzschutzmittel) ▷ Isolierschäume (Formaldehyd)	Glatte Naturfaservorhänge (alle zwei Monate waschen)

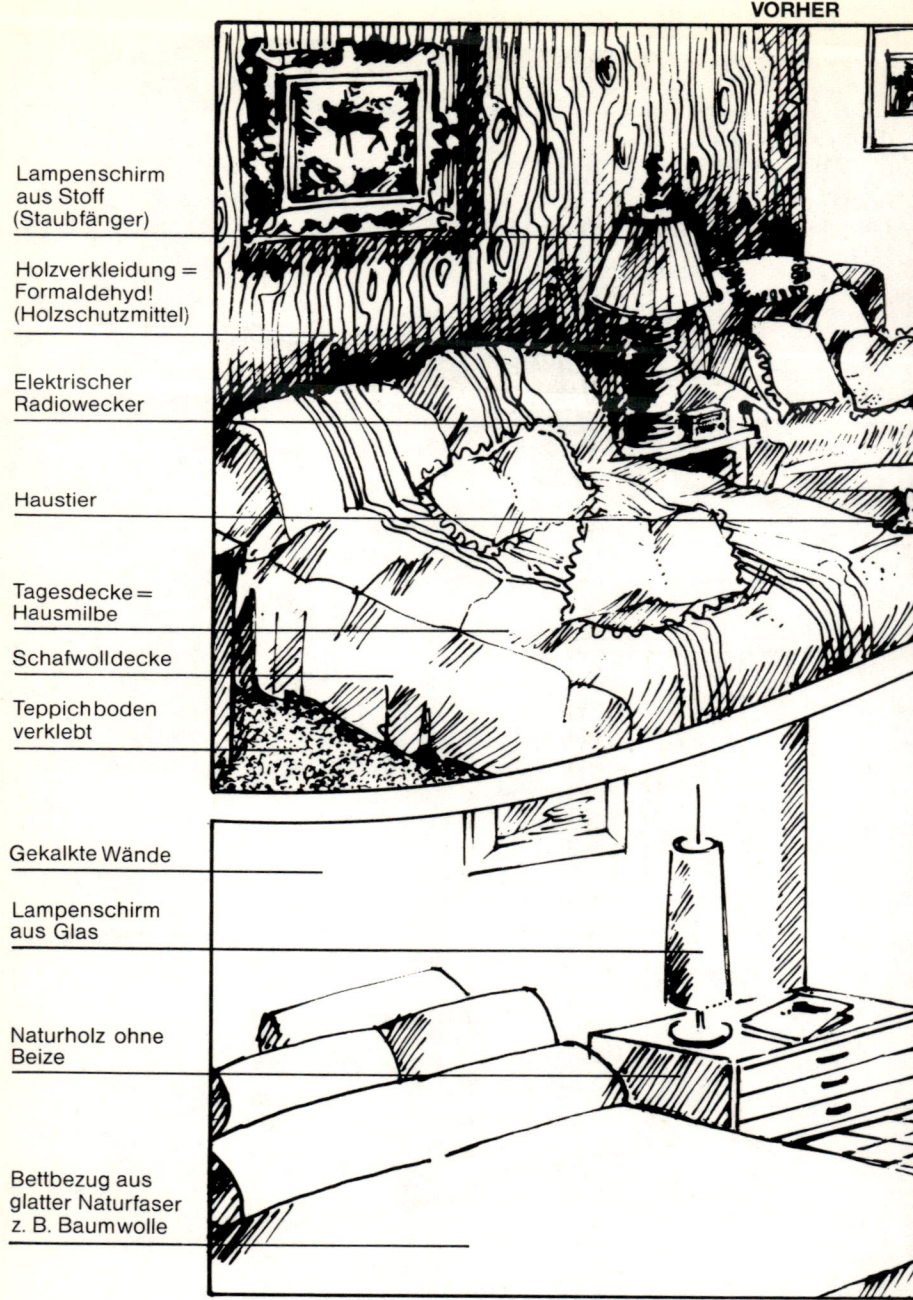

Lampenschirm
aus Stoff
(Staubfänger)

Holzverkleidung =
Formaldehyd!
(Holzschutzmittel)

Elektrischer
Radiowecker

Haustier

Tagesdecke =
Hausmilbe

Schafwolldecke

Teppichboden
verklebt

Gekalkte Wände

Lampenschirm
aus Glas

Naturholz ohne
Beize

Bettbezug aus
glatter Naturfaser
z. B. Baumwolle

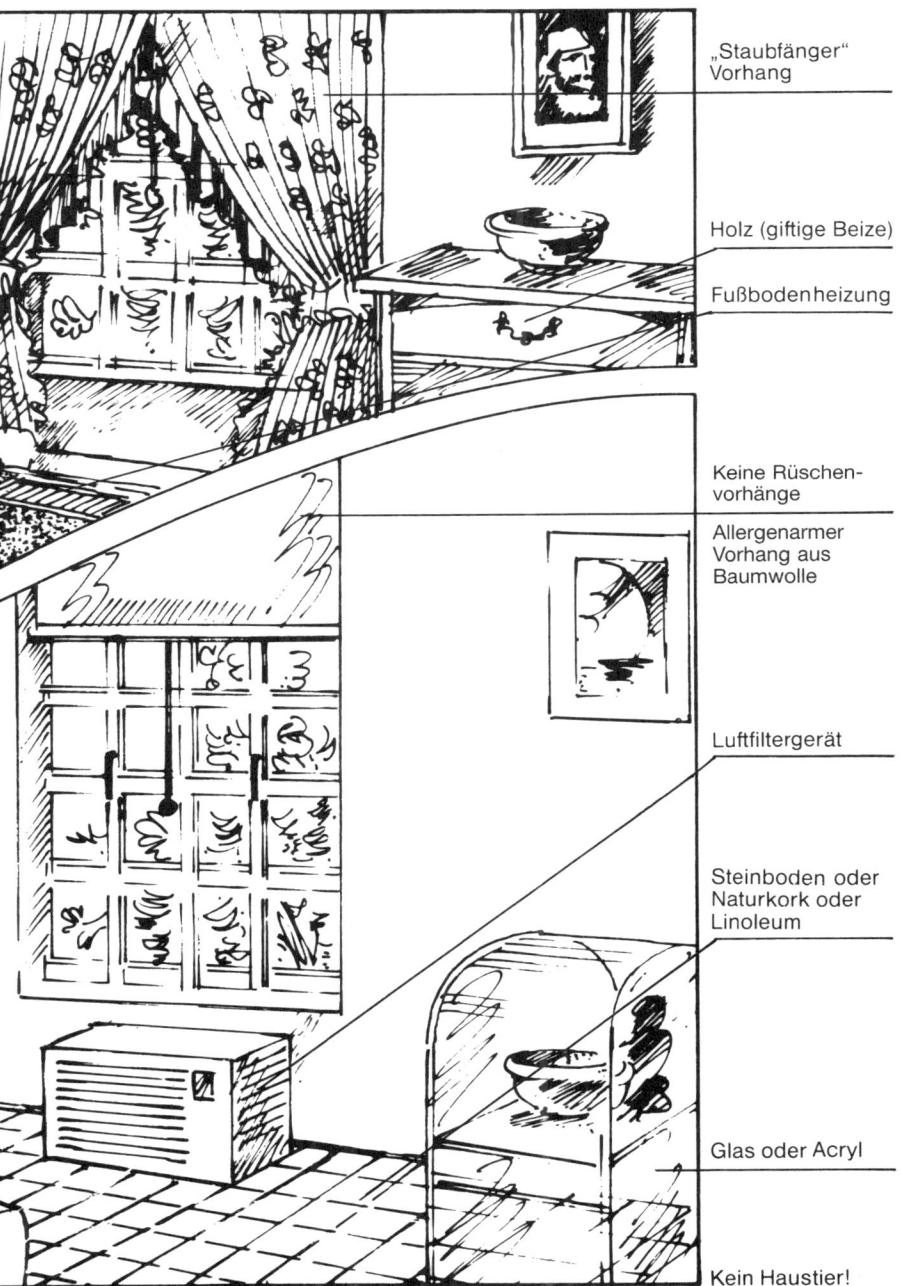

„Staubfänger"
Vorhang

Holz (giftige Beize)

Fußbodenheizung

Keine Rüschen-
vorhänge

Allergenarmer
Vorhang aus
Baumwolle

Luftfiltergerät

Steinboden oder
Naturkork oder
Linoleum

Glas oder Acryl

Kein Haustier!

Gegenstand	Allergiegefahr	Allergenarm, Giftarm
Bücherschrank	▷ Bücher (Staubquellen, Milbenquellen) ▷ Zeitungen (Staubquellen, Druckerschwärze)	Verschließbares Bücherregal Zeitungen und Bücher nicht neben dem Bett stapeln!
Schreibtisch	▷ Furniertes Holz (Formaldehyd) ▷ Gegenstände auf dem Schreibtisch (Staubquellen, Giftstoffe) ▷ Filz- und Leuchtstifte (Farbstoffe sind Giftquellen)	Vollholz; nur das tägliche Gebrauchs-material
Polstermöbel	▷ Polstermöbel (Wolle oft allergen, Milbenquelle) ▷ Polsterung mit Roßhaar ▷ Metallsprungfedern	Glatte Polster-bezüge aus Naturfaserstoffen oder Synthetics
Kleiderschrank	▷ Kleiderschrank allgemein (Staubquelle, Milbenquelle, Mottenquelle) ▷ Furnierter Kleiderschrank (Formaldehyd, Lösungsmittel) ▷ Antiker Kleiderschrank (Holzschutzmittel)	Im Schlafzimmer keine Kleider-säcke, Schuhschachteln, Mottenmittel
Nachttisch	▷ Möbellacke (Lösungsmittelausdünstung) ▷ Radiowecker, Fernseher (elektrische Wechselfelder)	Vollholz; mechanischer Wecker oder mit Batterie
Bett	▷ Furniertes Holz (Formaldehyd) ▷ Metallrahmen, Sprungfederrahmen (stören natürliches Erdmagnetfeld) ▷ Gegenstände unter und neben dem Bett (Staubfänger) ▷ Bettkasten (Formaldehyd, Staubfänger)	Vollholzbett, kein Bücherregal über dem Bett, keine Gegenstände unter oder neben dem Bett

Gegenstand	Allergiegefahr	Allergenarm, Giftarm
Matratze	▷ Alte, muffige Matratzen (Milben- und Schimmelpilzquelle) ▷ Matratzen mit Seegras-, Woll- oder Roßhaarfüllung (oft allergen) ▷ Sprungfedermatratzen (stören das natürliche Erdmagnetfeld)	Kunststoffmatratze, Matratzenbezug mit Reißverschluß (waschbar) Bettücher aus Baumwolle oder Leinen
Kissen, Bettdecke	▷ Daunen, Federn (oft allergen) ▷ Alte synthetische Füllungen (Milben und Schimmelpilzquellen) ▷ Wolldecken (oft allergen)	Baumwoll- oder synthetische Bezüge, Baumwoll- oder synthetische Füllungen (müssen häufig gereinigt oder erneuert werden!)
Bettüberwurf	▷ Rüschen (Staubfänger) ▷ Tierfelle (oft allergen)	Naturfaserstoff (Leinen, Baumwolle), glatter Synthetikstoff
Decken	▷ Flauschige Decken (Fasern oft allergen) ▷ Mit Wolle oder Tierhaaren gefüllte Steppdecken (oft allergen)	Glatter, nicht-fusselnder Baumwoll- oder Synthetikstoff
Gebrauchs-gegenstände im Schlafzimmer	▷ Kosmetika, Parfüms, Schuhe, Taschen, nicht aufgeräumte Kleider usw. (chemische Belastung, Staubquellen)	Alle diese Dinge gehören nicht ins Schlafzimmer!
Spielzeug	▷ Kuscheltiere (Milbenquelle, oft Füllung mit Tierhaaren) ▷ Puppen, Sportgeräte, elektrisches Spielzeug (Staubquelle, mögliche chemische Belastung) ▷ Computer	Möglichst nicht offen im Schlaf-zimmer, sondern im geschlossenen Schrank ver-wahren Elektromagne-tisches Span-nungsfeld

Gegenstand	Allergiegefahr	Allergenarm, Giftarm
Reinigung	▷ Verwendung von Besen und Staubwedeln (Staubquelle) ▷ Chemische Reinigungsmittel (Bodenwachse, Möbelpolitur, chemische Scheuermittel, Fensterputzmittel, Reinigungssprays: chemische Belastung) ▷ Mückenvernichtungsmittel (giftig) ▷ Mottenkugeln (Allergieauslöser)	Glatte Boden-beläge *täglich* feucht reinigen oder saugen mit Allergiestaub-sauger Alle Möbel feucht reinigen, mög-lichst ohne Zusätze; biologische Reinigungsmittel auf Essigbasis können verwendet werden
Pflanzen, Blumen	▷ Pflanzen, Blumenerde (Schimmelpilzquelle) ▷ Trockenblumen (Staubfänger und Schimmelpilzquelle) ▷ Duftende Blumen, auch Schnittblumen (Allergieauslöser)	Keine Pflanzen, keine Trocken- oder Kunst-blumen, keine duftenden Blumen im Schlafzimmer
Haustiere	▷ Katze, Meerschweinchen, Hamster, Vögel, Hunde (oft Allergieauslöser)	Tiere sollten nie ins Schlafzimmer, bei Tierhaar-allergie auch nicht ins Haus
Badezimmer	▷ Feuchte Stellen, feuchter Badevorleger (Schimmelpilzquellen) ▷ Kosmetika (Aromastoffe sind oft Allergieauslöser) ▷ Zahnpasten (Schimmelpilze, chemische Zusätze) ▷ Naturzahnbürsten aus Tierhaaren (manchmal Allergieauslöser) ▷ Spraydosen mit Treibgas	Feuchte Stellen und Risse in Boden oder Wänden beseitigen Naturkosmetik, Naturseifen verwenden Schlämmkreide zum Zähneputzen

Übersicht: Die häufigsten Allergiekrankheiten und ihre Symptome

Krankheiten	Symptome	Allergieauslöser bzw. Allergieursachen
Kopfschmerzen und Migräne Migräne	Anfallsartige Kopfschmerzen, oft mit Übelkeit, Erbrechen, Sehstörungen	▷ Toxische Belastung der Raumluft ▷ Nahrungsmittel, Nahrungsmittel-zusatzstoffe ▷ Autoabgase, Zigarettenrauch ▷ Streß, innere Spannungen ▷ Hormone
Chronische Kopfschmerzen, Neuralgien	Dauernde Spannungs-kopfschmerzen, Druckgefühl, dumpfer Kopfschmerz	▷ Versteckte Nahrungs-mittelallergie, Schimmelpilze ▷ Wohnungsgifte (Teppichboden) ▷ Belastete Raumluft ▷ Zahnamalgam-füllungen ▷ Mineralstoffmangel ▷ Seelischer Streß ▷ Toxische Belastung
Augen-entzündungen	Druckgefühl auf den Augen, Rötung, Juckreiz der Augen, Bindehautentzündung, Schwellung der Augen	▷ Pollen ▷ Nahrungsmittel ▷ Formaldehyd ▷ Chlor im Schwimmbad

Krankheiten	Symptome	Allergieauslöser bzw. Allergieursachen
Atemwegs-erkrankungen		
Heuschnupfen	In den Sommermonaten Niesanfälle, Schnupfen, verstopfte Nase, Juckreiz im Rachen, geschwollene Augen-lider, Juckreiz der Augen, Schwindel, weißlicher Nasenschleim	▷ Pollenflug ▷ Pilzsporen ▷ Versteckte Nahrungs-mittelallergie
Schnupfen das ganze Jahr	Immer wieder verstopfte Nase, Geruchsstörung, Konzentrationsstörung	▷ Hausstaubmilbe, Schimmelpilze in Wohnungsgegen-ständen, Plüschtieren ▷ Körperpflegemittel, Zahnpasta ▷ Verstecke Nahrungs-mittelallergie ▷ Bettfedern, Wolle ▷ Störung im Nährstoffhaushalt ▷ Toxische Belastung
Chronische Nasenneben-höhlen-entzündungen	Verstopfte Nase, Druckgefühl an der Stirn, Kopfschmerzen, Gesichtsneuralgien	▷ Hausstaubmilbe ▷ Hefepilze im Darm ▷ Versteckte Nahrungs-mittelallergie ▷ Bettfedern ▷ Mineralstoffmangel
Chronischer Husten	Hustenanfälle, die nicht durch Antibiotika besser werden	▷ Versteckte Nahrungs-mittelallergie ▷ Bettfedern, Hausstaub ▷ Wolle, Baumwolle
Chronische Bronchitis	Oft sind Allergien die grundlegende Ursache für chronische Entzündungen der Atemwege	▷ Versteckte Nahrungs-mittelallergie ▷ Hefepilze im Darm ▷ Chemie aus Möbeln ▷ Hausstaubmilbe ▷ Belastete Raumluft

Krankheiten	Symptome	Allergieauslöser bzw. Allergieursachen
Asthma bronchiale	Ziehende Atmung, Hustenanfälle, Atemnotsanfälle, zäher Schleim, »verschleppte« Bronchitis *Frühzeitige Behandlung ist wichtig!*	*Saisonal* ▷ Pollen oder Pilzsporen *Das ganze Jahr* ▷ Versteckte Nahrungs- mittelallergie ▷ Zahnamalgam- füllungen ▷ Hausstaubmilbe ▷ Tierhaare ▷ Bettfedern ▷ Kleidungsstoffe ▷ Teppichboden, Polstermöbel ▷ Körperpflegemittel ▷ Druckerschwärze ▷ Zigarettenrauch ▷ Psychischer Streß ▷ Belastete Raumluft
Haut- krankheiten Kontaktekzeme	Rötung, Bläschen an der Hautstelle nach äußerlichem Kontakt mit dem Allergen Beschwerden nach Verzehr bestimmter Nahrungsmittel	▷ Metalle ▷ Kosmetika ▷ Werkstoffe ▷ Nahrungsmittel ▷ Versteckte Nahrungs- mittelallergie
Ekzeme, Neurodermitis	Milchschorf beim Säugling – Rötung, kleine Papeln, Risse, Nässen oder Juckreiz der Haut an Ellbeugen, Kniekehlen, Handgelenken oder an allen anderen Körperstellen beim Erwachsenen – auch zusätzlich Infektionen der Haut	▷ Versteckte Nahrungs- mittelallergie ▷ Hausstaubmilbe ▷ Pollen ▷ Zahnamalgam- füllungen ▷ Hefepilze im Darm ▷ Formaldehyd aus Möbeln ▷ Störung im Nährstoffhaushalt ▷ Psychische Spannungen

Krankheiten	Symptome	Allergieauslöser bzw. Allergieursachen
Nesselsucht (Urtikaria)	Akut oder chronisch auftretender Hautausschlag mit Juckreiz, auch Schwellungen im Gesicht – Auftreten oft nach warmer Dusche, körperlicher Anstrengung oder Sonnenbad, aber auch unvermittelt	▷ Wärme ▷ Nahrungsmittelzusatzstoffe ▷ Versteckte Nahrungsmittelallergie ▷ Psychische Belastung ▷ Streß
Schuppenflechte (Psoriasis)	Gerötete, teils mit Schuppen bedeckte, rundliche Herde an Kopf, Bauch, Rücken, Armen, Beinen, gelegentlich mit Juckreiz, kann auch die Gelenke befallen	▷ Versteckte Nahrungsmittelallergie ▷ Nahrungsmittel ▷ Hefepilze im Darm ▷ Mineralstoffmangel ▷ Nährstoffmangel ▷ Toxische Belastung
Immer wieder auftretende Herpesinfektionen	Bläschen an Lippen oder Genitalorganen	▷ Versteckte Nahrungsmittelallergie ▷ UV-Strahlung ▷ Streß ▷ Toxische Belastung
Sonnenallergie	Rötungen und kleine Quaddeln bzw. Papeln mit Juckreiz nach Sonnenbestrahlung	▷ UV-Strahlung ▷ Kosmetische Präparate ▷ Arzneimittel ▷ Mineralstoffmangel
Krankheiten der Verdauungsorgane Chronische Magen-Darmbeschwerden	Sodbrennen, Aufstoßen, Völlegefühl, Unwohlsein, Blähbauch, Bauchkrämpfe, Stuhlverstopfung	▷ Versteckte Nahrungsmittelallergie ▷ Hefepilze im Darm, Verdauungsstörungen ▷ Psychischer Streß

Krankheiten	Symptome	Allergieauslöser bzw. Allergieursachen
Reizdarm, chronische Darmentzündungen	Bauchkrämpfe, chronische Durchfälle, Schleim oder Blut im Stuhl	▷ Nahrungsmittel ▷ Schimmelpilze ▷ Störung der Darmflora ▷ Streß ▷ Wohnungsgifte ▷ Zahnamalgamfüllungen
Chronische Bauchspeicheldrüsenentzündung	Bauchschmerzen, Erhöhung der Bauchspeicheldrüsenwerte im Blut	▷ Nahrungsmittel, auch Süßigkeiten ▷ Alkohol ▷ Nikotin ▷ Wohnungsgifte ▷ Mineralstoffmangel
Krankheiten bei Frauen Chronische Blasenentzündungen	Immer wiederkehrende Blasenentzündungen	▷ Versteckte Nahrungsmittelallergie ▷ Hefepilze im Darm ▷ Darmstörung
Chronische Unterleibsbeschwerden	Schmerzhafte Periodenblutung, Pilzinfektionen, Unterleibsentzündungen	▷ Versteckte Nahrungsmittelallergie ▷ Darmstörung ▷ Metallallergie (Spirale)
Krankheiten der Muskulatur und Gelenke Chronische Rückenbeschwerden	Verspannungen und Schmerzen der Muskulatur (keine Ursache bisher gefunden), Muskelkrämpfe, Wadenkrämpfe	▷ Versteckte Nahrungsmittelallergie ▷ Zahnamalgamfüllungen ▷ Mineralstoffmangel ▷ Toxische Belastung
Chronische Gelenkentzündungen	Steifigkeit der Finger, Gelenkschmerzen, Gelenkschwellungen	▷ Versteckte Nahrungsmittelallergie

Krankheiten	Symptome	Allergieauslöser bzw. Allergieursachen
Krankheiten des Stoffwechsels Übergewicht	Gewichtsschwankungen, schnelle Gewichtszunahme, trotz wenigen Essens keine Gewichtsabnahme	▷ Versteckte Nahrungsmittelallergie ▷ Säurestreß, Übersäuerung Psychische Dauerbelastung ▷ Streß ▷ Mineralstoffdefizite
Untergewicht	Trotz großer Mengen keine Gewichtszunahme	▷ Verstreckte Nahrungsmittelallergie ▷ Seelische Spannungen ▷ Mineralstoffmangel ▷ Toxische Belastung
Seelische Störungen Überaktivität bei Kindern	»Zappelphilipp«, Konzentrationsstörungen, Lernschwierigkeiten, Entwicklungsstörungen	▷ Versteckte Nahrungsmittelallergie ▷ Schimmelpilzsporen ▷ Mineralstoffmangel ▷ Toxische Belastung ▷ Elektromagnetische Spannungsfelder
Chronische Müdigkeit, Erschöpfung	Permanent müde, morgens nicht ausgeschlafen und matt, Leistungsminderung, rasche Ermüdbarkeit, »körperlicher Abbau«	▷ Versteckte Nahrungsmittelallergie ▷ Geopathische Belastung des Schlafplatzes ▷ Gifte im Schlafzimmer ▷ Chronischer Virusinfekt
Depressionen	Lustlosigkeit, Antriebslosigkeit, Niedergeschlagenheit, Gefühl der inneren »Leere«	▷ Versteckte Nahrungsmittelallergie ▷ Schimmelpilze ▷ Belastete Raumluft

Krankheiten	Symptome	Allergieauslöser bzw. Allergieursachen
Schmerzen, Schwindel, unerklärliche Beschwerden	Immer irgendwelche Beschwerden, Schwindelanfälle, Benommenheit, Nervosität, innere Unruhe, Lähmungsgefühl, »totale Schwäche«, »organisch« keine Ursache	▷ Versteckte Nahrungs-mittelallergie ▷ Umweltgifte ▷ Holzschutzmittel, Formaldehyd ▷ Belastete Raumluft ▷ Toxische Belastung

Übersicht: Die gebräuchlichsten chemischen Arzneimittel gegen Allergien und ihre Nebenwirkungen

Chemische Arzneimittel haben bei Allergien keine heilende Wirkung. Sie unterdrücken lediglich die Symptome und können bei längerer Einnahme beträchtliche Nebenwirkungen haben! Lesen Sie vor Einnahme eines Medikaments unbedingt sorgfältig den Beipackzettel.

Bei Allergien muß immer *zuerst* versucht werden, die *Auslöser* und *Ursachen* zu *finden*. Nur so ist langfristig eine Heilung von Allergien möglich! Dieses biologische Allergieprogramm zur Stabilisierung des Immunsystems zeigt Ihnen den Weg.

Wichtiger Hinweis

Chemische Medikamente sollten nur eingenommen werden, wenn die Beschwerden erheblich sind. Längere Zeit dürfen Medikamente nur unter ärztlicher Kontrolle genommen werden. Auch dürfen bestimmte Arzneimittel wie Cortison nicht ohne ärztliche Anweisung abgesetzt werden. Schwere Rückfälle können die Folge sein. Besonders bei Asthma bronchiale ist engmaschige ärztliche Kontrolle unbedingt erforderlich.

Mastzellblocker

Wirkung

Blockieren Histaminausschüttung. Die Allergieursache wird nicht beseitigt.

Nebenwirkungen

Bei Einatmung Reizwirkung an den Bronchien möglich.

Präparate

Lomupren (Spray)	– Wirkung an Nasenschleimhaut
Intal (zur Einatmung)	– Wirkung an Bronchialtrakt
Colimmune (Kapseln)	– Wirkung an Magen-Darm-Trakt

Antihistaminika

Wirkung

Blockieren die Histaminwirkung und unterdrücken die durch Histamin verursachten Symptome. Die Allergieursache wird nicht beseitigt.

Nebenwirkungen

Müdigkeit, Kopfschmerzen, Mundtrockenheit, Magen-Darm-Störungen, Sehstörungen, Überempfindlichkeitsreaktionen.

Präparate

Fenistil (Tabletten, Gel)
Teldane (Tabletten)
Hismanal (Tabletten)
Soventol (Tabletten, Salbe)
Systral (Salbe)
Omeril (Tabletten)
Metaplexan (Tabletten)

Stimulantien sympathischer vegetativer Nerven

Wirkung

Nasensprays machen schnell die Nase frei.
Inhalationssprays erweitern die Bronchien beim Asthma. Die Ursache des Asthmas jedoch wird nicht beeinflußt.

Nebenwirkungen

Nasensprays können bei längerer Anwendung die Nasenschleimhaut schädigen und zum Gegenteil (Nasenlaufen) führen.
Sprays zur Inhalation können Herzklopfen, Herzrhythmusstörungen, Unruhe, Herzschmerzen oder Zittern auslösen.

Präparate

Nasivin (Spray)
Rhinopront (Spray)
Otriven (Tropfen)
Privin (Spray, Tropfen)
Berotec (Spray zur Inhalation)
Bricanyl (Spray)
Sultanol (Spray)   } erweitern die Bronchien
Bronchospasmin   bei Asthma
Spiropent

Hemmer parasympathischer vegetativer Nerven

Wirkung

Können Überempfindlichkeitsreaktionen abschwächen, insbesondere bei Asthma bronchiale oder bei allergischem Schnupfen. Die Ursache des Asthmas jedoch wird nicht beeinflußt.

Nebenwirkungen

Mundtrockenheit.

Präparate

Atrovent (Tabletten)
Ventilat (Tabletten)

Theophyllin-Präparate

Wirkung

Erweitern verkrampfte Bronchien. Die Allergieursache der Bronchialverkrampfung wird nicht beeinflußt.

Nebenwirkungen

Kopfschmerzen, Herzklopfen, Unruhe, Schlafstörungen, Übelkeit, Durchfälle, Kopfschmerzen, Herzrhythmusstörungen.
Vorsicht, Überdosierung leicht möglich! Dann Verschlimmerung. Daher regelmäßig Kontrolle der Blutspiegelkonzentration; diese sollte zwischen 10 und 20 µg/ml liegen.
Injektionslösungen können Sulfite enthalten, die schwere Asthmaanfälle auslösen können.

Präparate

Pulmidur (Spray, Tabletten)
Afonilum retard (Tabletten)
Afonilum (Ampullen)
Solosin (Tabletten, Injektionslösung: enthält kein Sulfit)
Broncho retard (Tabletten)
Uniphyllin (Tabletten)
Euphyllin (Tabletten, Injektionslösung)
Spantin (Tabletten, Injektionslösung)
Asthmolysin (Tabletten)
Euspirax (Tabletten)

Cortisonpräparate

Wirkung

Nehmen den zentralen Platz in der Pharmakotherapie von Allergien ein. Denn sie sind in der Lage, sämtliche durch allergische Reaktionen ausgelöste Entzündungserscheinungen zu hemmen. Bei längerer Anwendung haben Cortisonpräprate die größten und schwersten Nebenwirkungen, besonders wenn sie als Tabletten oder Depot-Injektionen verabreicht werden.

133

Die allergischen Reaktionen werden nicht beeinflußt. Keine Heilung!

Nebenwirkungen

▷ Hautinfektionen nach Anwendung von *Cortisonsalben.*
▷ *Cortisontabletten* und *-injektionen* können bei längerer Anwendung Wassereinlagerung, Aufschwemmung, Fetteinlagerung am Körper, Hautschäden, Nierenschäden, Knochenschäden mit Knochenentkalkung (= Osteoporose), hohen Blutdruck, Magengeschwüre, Akne, Immunstörungen, psychische Störungen, Bauchspeicheldrüsenentzündungen, Thrombosen und psychische Störungen verursachen.
▷ Bei längerer *Anwendung am Auge* kann eine Starerkrankung gefördert werden.
▷ *Injektionslösungen* mit Cortison können Sulfite enthalten, die schwere Asthmaanfälle auslösen können.
▷ Bei *Cortisonsprays gegen Asthma* bronchiale sind weniger Nebenwirkungen zu befürchten. Doch können Schäden der Bronchienschleimhaut auftreten, insbesondere Pilzbefall.

Präparate

Beconase (Spray)   Pulmicort (Spray)
Sanasthmyl (Spray)   Syntaris (Spray)

Decortin (Tabletten, Ampullen: enthalten keine Sulfite)
Ultralan (Salbe, Tabletten)
Volon A (Salbe, Tabletten, Ampullen)
Delphicort (Tabletten)
Celestan (Tabletten)
Fortecortin (Tabletten)
Urbason (Tabletten)

Nebenwirkungen

Bei Kombinationspräparaten, die Cortison enthalten, kann das Risiko von Nebenwirkungen oft noch größer sein, da die einzelnen Arzneimittel nicht exakt dosiert werden können. Auch wird oft nicht erkannt, daß Kombinationspräparate (wie Salben oder Tabletten) Cortison enthalten, was eine sorglose und unkontrollierte Anwendung zur Folge haben kann.

Präparate, die Cortison enthalten

Celestamine (Tropfen, Tabletten, Salbe)
Fenistil plus (Tabletten, Salbe)
Corto-Tavegil (Tabletten)
Nerisona (Creme)

Die biologische Allergietherapie und das »Kapitel« Krankenkassen

Leider ist es immer noch so, daß viele Krankenkassen auf chemische Medikamente mit giftigen Nebenwirkungen setzen – auf Medikamente, die lediglich Symptome unterdrücken, die Krankheit selbst aber langfristig eher verschlechtern als verbessern. So müssen Kinder und Erwachsene mit Allergien, die nur der »Schulmedizin« vertrauen, oft ein Leben lang die chemischen Medikamente schlucken. Welche Nebenwirkungen dies zur Folge hat, wird mit Zunahme der Allergien immer deutlicher. Und bei vielen Allergiekrankheiten, wie zum Beispiel bei Neurodermitis, kann die Schulmedizin kaum Hilfe bringen.

Krankenkassen zahlen viele chemische Medikamente. Dies hat zum enormen Aufschwung der Pharmaindustrie geführt.

Bei keiner anderen Krankheit ist der Einfluß von Umwelt und Ernährung so offensichtlich wie bei Allergien. Werden die Allergieauslöser und Ursachen erkannt und beseitigt, tritt Heilung ein. Deshalb muß bei Allergien immer versucht werden, die Auslöser und Ursachen so früh wie möglich zu diagnostizieren. Werden diese beseitigt oder neutralisiert, können Allergien geheilt werden. Dies ist der richtige Weg, der zur Stabilisierung und Gesundheit führt.

Natürlich ist es für Arzt und Patient fürs erste einfacher, Antihistaminika oder Cortison zu rezeptieren, als die Ursachen herauszufinden, die Ernährung umzustellen oder die Wohnung zu sanieren. Doch führt der einfache Weg meist in die chronische Krankheit; der etwas unbequemere, aber der Gesundheit dienlichere Weg dagegen kann innerhalb von Monaten gesünder machen, Besserung und Heilung bringen. Deshalb ist es so wichtig, diesen natürlichen Weg zu beschreiten, auch wenn die Krankenkassen möglicherweise nicht die Kosten erstatten. Denken Sie an sich und Ihre Gesundheit – Gesundheit ist unbezahlbar!

Auf Ihre Mithilfe
kommt es an!

Sie haben nun alle Informationen, die Sie brauchen, um für sich zu entscheiden, was und wieviel Sie für Ihre Gesundheit tun wollen.

Der eigene Wille ist die stärkste Droge zur Bekämpfung jeder Krankheit – auch bei der Allergie. Setzen Sie diese innere Macht für sich ein. Sie müssen gesund werden wollen! Die innere Einstellung zu einer Therapie muß übereinstimmen mit dem Therapiekonzept.

Wir geben Ihnen die Möglichkeit, mit der neuen biologischen Allergietherapie, die Fehlregulationen Ihres Immunsystems wieder ins Lot zu bringen. Geben Sie sich und Ihrem Körper die Chance zur Regeneration und Heilung.

Wir wünschen Ihnen dazu die Kraft und das Selbstvertrauen, die Sie mit Freuden zum Heilerfolg bringen mögen.

Wichtige Allergiebegriffe

Allergene Sind Antigene, welche mit dem Organismus in Kontakt gekommen sind und Immunreaktionen hervorrufen. Diese Immunreaktionen können zu allergischen Beschwerden und Krankheiten führen.

Allergie Diese Bezeichnung wurde erstmals von dem Wiener Arzt Professor von Pirquet in die Medizin um die Jahrhundertwende eingeführt. Man versteht darunter die andersartige Reaktion des Organismus, welche durch eine Immunreaktion ausgelöst wird.

Heute ist um den Begriff Allergie ein großer Streit zwischen Schulmedizin und biologischer Medizin entbrannt. Denn die Schulmedizin beschränkt die Bezeichnung Allergie auf Beschwerden und Krankheiten, *bei denen die Immunreaktion bekannt ist, zumeist wenn IgE-Antikörper im Blut nachgewiesen werden können.* Ist die Immunreaktion hingegen noch nicht bis ins letzte Detail erforscht, was besonders bei verzögerten oder versteckten Überreaktionen des Immunsystems der Fall ist, läßt die Schulmedizin den Begriff Allergie nicht gelten. Dann fallen Begriffe wie *Pseudoallergien, Überempfindlichkeitsreaktionen, funktionelle oder endogene Störungen.* Die biologische Medizin ist einen Schritt voraus. Sie stützt sich auf jahrzehntelange ärztliche Erfahrung und faßt alle Überreaktionen des Immunsystems, welche durch Nahrungsmittel oder Umweltfaktoren ausgelöst werden, unter der Bezeichnung Allergie zusammen. Dies eröffnet neue biologische Wege in der Allergietherapie – das Thema dieses Buches.

Antigene Sind Eiweißstoffe oder andere Verbindungen, wie sie beispielsweise in Nahrungsmitteln, Pollen, Hausstaub, Bakterien oder Chemikalien vorkommen und welche im Organismus die Bildung spezifischer Antikörper auslösen.

Antikörper Sind Immunkörper (= Immunglobuline) im Blut oder Gewebe, welche von den Zellen des Immunsystems gegen Schadstoffe oder bei Allergien auch gegen harmlose oder nützliche Stoffe wie Pollen oder Nahrungsmittel gebildet werden (IgG-Nahrungs-Antikörper).

Atopie Ist die erbliche Neigung zu Allergien. Das heißt aber nicht, daß jeder Atopiker eine Allergie bekommt. Nur bei besonderen Belastungen und Reizeinwirkungen kann sich beim Atopiker leichter eine Allergie entwickeln. Deshalb sollten bei Personen, in deren Familie Allergien gehäuft auftreten, frühzeitig mögliche Allergieauslöser erkannt und diagnostiziert werden. Dies ermöglicht eine effektive Prophylaxe und Verhütung von Allergien.

Histamin Ist das bekannteste Gewebshormon, das bei Allergien überall im Körper freigesetzt wird und die allergischen Symptome verursacht. Histamin kann Entzündungen, Schmerzen, Schwellungen, Juckreiz, Durchfall, Atemnot, Blutdruckabfall oder Angstzustände auslösen. Neue Forschungen entdeckten noch zahlreiche weitere körpereigene Stoffe, die ähnliche Wirkungen wie Histamin haben.

IgA = Immunglobulin A Ist eine Klasse bestimmter Antikörper, welche die Schleimhäute in Nase, Rachen und Darm bewachen und normalerweise die Schadstoffe aus Luft und Nahrung abwehren. Wird dieser natürliche IgA-Abwehrwall überfordert, kann die vermehrte Bildung von IgG-Antikörpern ausgelöst werden. Dies kann zu Nahrungsallergien führen.

IgE = Immunglobulin E Ist eine Klasse bestimmter Antikörper, die akute allergische Reaktionen auslösen können. Dies sind die klassischen Allergiereaktionen, auf die sich die Schulmedizin meist beschränkt.

IgG = Immunglobulin G Ist eine Klasse bestimmter Antikörper, die verzögerte und versteckte Allergien auslösen können, insbesondere gegen Nahrungsmittel und Schimmelpilze. Nahrungsspezifische IgG-Antikörper können mit dem IgG-Nahrungs-Antikörpertest erfaßt werden.

Immunreaktion Ist der Vorgang, wenn sich im Organismus die Antikörper mit den Antigenen beziehungsweise Allergieauslösern verbinden und Immunkomplexe bilden.

Immunsystem Ist das körpereigene Abwehrsystem. Es besteht aus Steuerzentren, die unter anderem im Gehirn lokalisiert sind, und aus unterschiedlichsten Abwehrzellen, welche sich überall im Körper befinden. Einige dieser Abwehrzellen bilden die Antikörper. Diese verbinden sich mit den Schadstoffen oder im Falle einer Allergie mit den Allergieauslösern und bilden Immunkomplexe. Dabei können entzündungsauslösende Gewebshormone wie Histamin freigesetzt werden.

Pseudoallergische Reaktion Ist der Vorgang, wenn ohne die Mitwirkung von Antikörpern allergische Symptome und Krankheiten ausgelöst werden.

Summationsphänomene Spielen bei der Auslösung von Allergien eine immer größere Rolle. Das heißt, Allergien werden in vielen Fällen nicht durch ein einziges Allergen ausgelöst, sondern es kommt erst zu Beschwerden, wenn sich Allergene im Organismus ansammeln und Reize wie Streß oder Infekte hinzukommen.

Literaturhinweise

Dr. med. Jürgen K. Juchheim, Jutta Poschet, IMMUN,
Das Ernährungsprogramm zur Stärkung des Immunsystems,
BLV Verlag 1988/4. Auflage 1989
Jutta Poschet, Dr. med. Jürgen K. Juchheim, IMMUN-DIÄT,
BLV Verlag 1989
J. Juchheim, Leitfaden der Haaranalyse, Haug Verlag 1986
W. D. Rose, Wohngifte, Eichborn Verlag 1985
D. Rousseau, W. J. Rea, J. Enwright, Your Home, your Health, and Well Being, Hartley and Marks, 1988
R. Stewen, Biologisch renovieren, Verlagsgesellschaft Rudolf Müller, 1987
J. Brostoff, S. J. Challacombe, Food Allergie and Intolerance, Balliere Findal, 1987
T. v. Uexküll, Psychosomatische Medizin, Urban und Schwarzenberg, 1986.

Kontaktadressen

Bezugsnachweis zur Durchführung von Tests

- IgG-Nahrungs-Antikörpertest
- Mineralstoffanalyse aus dem Haar
- Blut-Gift-Test

MINERALMED GmbH
Labor für Ernährungsanalytik
Hildegardstr. 9
D-8000 München 22
Telefon: 0 89/22 33 92 und 29 77 90
Telefax: 0 89/2 28 56 34

Informationen über Umweltfaktoren

- Baubiologie
- Wasseradern
- Elektromagnetische Felder
- Luftfiltergeräte für Innenräume
- Allergiestaubsauger

UBL
UMWELT BEWUSST LEBEN GmbH
Telefon: 0 89/29 98 78

Bezugsnachweis für Nahrungsergänzungsmittel
(nach dem biologischen Substitutionsschema)

Hersteller
Hirsch Apotheke
Tumringerstr. 180
D-7850 Lörrach
Telefon: 0 76 21/21 22
Telefax: 0 76 21/1 29 11

Register

So stärken Sie Ihr Immunsystem

Dr. med. Jürgen K. Juchheim
Jutta Poschet

Immun

Falsche Ernährung kann das Immunsystem verschleißen – Müdigkeit,
Anfälligkeit und chronische Krankheiten sind die Folge. Mit diesem
gezielten Ernährungsprogramm
können Sie Ihre Abwehrkräfte stärken
und langjährige Beschwerden bessern
oder heilen. Der Erfolg des Programms
beruht auf einem täglich wechselnden
Speiseplan, den Sie problemlos selbst
nachvollziehen können. Das Buch
erläutert die Zusammenhänge zwischen Ernährung und Immunsystem
und enthält ein vierwöchiges Rota-
tions-Ernährungsprogramm sowie ein
Bewegungsprogramm. Ein Kapitel stellt
chronische Krankheiten von A bis Z
vor und gibt Tips zur Ernährung und
Entgiftung.

4. Auflage, 223 Seiten,
37 Zeichnungen

Dr. Deepak Chopra

Gesundsein aus eigener Kraft

Jeder Mensch kann gesund und glück-
lich sein, ja sogar seine Gesundheit
selber kraft der Gedanken steuern.
Das ist der Grundgedanke des
Ayurveda, einem altindischen Natur-
heilkundeverfahren. Mit Hilfe der
Transzendentalen Meditation lassen
sich Krankheiten vermeiden, Heilungs-
prozesse beschleunigen, Abwehrkräfte
stärken und Alterserscheinungen ver-
zögern. Dieses Buch ist ein Wegweiser
für alle, die nach körperlicher und
seelischer Gesundheit streben!

2. Auflage, 192 Seiten

Jutta Poschet
Dr. med. Jürgen K. Juchheim

Immun-Diät

Die Erfolge einer gezielten Ernährung,
die den Körper entgiftet, das Immunsystem stärkt und Krankheiten vor-
beugt, sind unbestritten. Das Grund-
prinzip einer solchen Ernährung ist
der Wechsel von Nahrungsmitteln im
Vier-Tage-Rhythmus, die Rotationsdiät. Dieses Rezeptbuch führt kurz in
die Rotationsdiät ein und enthält zahlreiche Rezepte für Frühstück, warme
und kalte Mahlzeiten sowie Desserts.
Sie sind nach den vier Rotationstagen
gegliedert und berücksichtigen alle
Ernährungsweisen (vegetarisch, voll-
wertig usw.).

144 Seiten